S. ARTAULT DE VEVEY

TUBERCULOSE

ET

INJECTIONS HUILEUSES

CHEZ

L'HOMME ET LES ANIMAUX

———

PARIS

LIBRAIRIE MÉDICALE O. BERTHIER

104, Boulevard Saint-Germain, 104

—

1897

TUBERCULOSE

ET

INJECTIONS HUILEUSES

Te 77
560

TUBERCULOSE

ET

INJECTIONS HUILEUSES

COMMENTAIRES

SUR QUELQUES MILLIERS D'INJECTIONS CHEZ L'HOMME

et

LES ANIMAUX TUBERCULEUX

INDICATIONS - TECHNIQUE - RÉSULTATS - ACCIDENTS - ABSORPTION

PAR

STÉPHEN ARTAULT DE VEVEY

Ex-Préparateur des Travaux pratiques de la Faculté de Médecine de Paris
Lauréat des Hôpitaux (Médaille de bronze 1888)
Lauréat de la Faculté de Médecine :
(Médaille d'argent 1893 ; Prix Châteauvillard 1894)
Mention honorable, Académie des Sciences 1894
Officier d'Académie

PARIS

LIBRAIRIE MÉDICALE O. BERTHIER

104, Boulevard Saint-Germain, 104

—

1897

DU MÊME AUTEUR :

NOTES ET DESSINS, originaux de Botanique et de Zoologie médicale, pour le Laboratoire de la Faculté de Médecine de Paris, 1882-1894.

GLOSSOLOGIE BOTANIQUE, 1 vol. in-18, 328 p., Ollier-Henry, éditeur, 1885.

DROGUES CHIMIQUES DE LA MATIÈRE MÉDICALE, Droguier de la Faculté. 1 vol. in-18, 190 p., Ollier-Henry, éditeur, 1885.

Traductions et analyses d'ouvrages russes pour les ARCHIVES SLAVES DE BIOLOGIE de MM. Ch. Richet, Mendelssohn et De Varigny, 1886, 1887, 1888

Chronique russe du BULLETIN MÉDICAL, 1887.

ACTION DES MÉDICAMENTS A DISTANCE, observation d'expériences de M. J. Voisin, in annales médico-psychologiques, janv. 1887.

BACILLE PYOCYANIQUE DANS UN ŒUF DE POULE, Bulletin de la Société de Biologie, 27 janvier 1893, p. 78.

ACTINOMYCÈTE DANS UN ŒUF DE POULE, Bulletin de la Société de Biologie, 27 janvier 1893, p. 78.

MYXONYCÈTE (?) DANS UN ŒUF DE POULE, Bulletin de la Société de Biologie, 27 janvier 1893, p. 79.

RECHERCHES BACTÉRIOLOGIQUES, MYCOLOGIQUES, ZOOLOGIQUES ET MÉDICALES SUR L'ŒUF DE POULE ET SES AGENTS D INFECTION, 1 vol. in-4°, 328 p., Ollier-Henry, édit , 1893.

TUBERCULOSE PROVOQUÉE CHEZ LE LAPIN PAR INJECTIONS DE CONTENU D ŒUF DE POULE, Bulletin de la Société de Biologie, 1er Novembre 1895, p. 683.

DEUX COQS DIPHTÉRIQUES TRAITÉS PAR LE SÉRUM DE ROUX, Bulletin de la Société de Biologie, 1er Nov 1895, p. 683.

PÉDICULOSE ACCIDENTELLE ET INTERMITTENTE CHEZ L'HOMME, Bulletin de la Société de Biologie, 1er Novembre 1895, p. 684.

ACTION DE L'INFECTION DES GÉNÉRATEURS SUR LEUR DESCENDANCE, Bulletin de la Société de Biologie, 1er Novembre 1891, p. 773.

LA TEINTURE DE MARRONS D'INDE CONTRE LES HÉMORRHOIDES, communication et lecture à l'Académie de Médecine, séance du 7 janvier 1896 et publiée in Rev. de Thérapeutique médico-chirurgicale, 1er Mars 1896.

MYRTOL EN INJECTIONS HYPODERMIQUES, Académie de Médecine, même séance et même recueil.

SUC EXPRIMÉ DE CAROTTES CONTRE L'IMPÉTIGO ET LA TUBERCULOSE, Académie de Médecine, séance et même recueil.

ESQUISSE D'UNE THÉORIE DE LA SENSIBILITÉ ET DE L'ÉVOLUTION DES SENS, in journ. Le Thérapeute, Mars 1896.

LE BILAN DE L'OZONE, même recueil, avril 1896.

CES PAUVRES SCIENCES ACCESSOIRES, à propos d'un cas rare de parasitisme, in Thérapeute, Mai 1896.

LA TEINTURE DE MARRONS D'INDE, SES INDICATIONS, nouvelles observations, in Thérapeute, Novembre 1896.

LA VIGNE ET LE VIN, notes thérapeutiques, nouvelles observations, in Thérapeute, Novembre 1896.

EFFETS DES INJECTIONS HUILEUSES SUR LES TISSUS, ABSORPTION DES MÉDICAMENTS ET DU VÉHICULE, Société de Biologie, déc. 1896.

TUBERCULOSE

ET

INJECTIONS HUILEUSES

INTRODUCTION

A ceux qui connaissent et pratiquent les injections hypodermiques dans la tuberculose, je soumets mes observations pour leur fournir des documents comparatifs ; à ceux qui n'appliquent pas ce mode de traitement, soit par défiance, soit par manque d'indications précises, je dédie ce travail. Peut-être seront-ils tentés d'essayer ce moyen de combattre la tuberculose et se convaincront-ils alors que c'est le meilleur quand on sait s'en servir.

J'ai vu si souvent survenir des accidents à la suite de piqûres mal faites, si souvent donner les injections médicamenteuses d'une manière intempestive, qu'il n'est peut-être pas inopportun, pour réhabiliter un mode de traitement que l'ignorance de ses indications précises a fait tant de fois dénigrer, que nombre de praticiens hésitent à entreprendre ou n'appliquent qu'à tâtons, d'insister sur les détails du manuel opératoire des injections et sur les diverses préparations qu'on peut injecter suivant l'état des malades.

Ce sera, je crois, rendre service à plus d'un médecin que de ne pas le laisser absolument désarmé devant une affection qu'il est malheureusement trop souvent enclin à regarder évoluer avec une fataliste résignation, et à maint malade en lui apportant un soulagement qui, dût-il n'être que temporaire, le prolongera toujours et adoucira au moins les secousses de son déclin.

Et puis n'est-il pas de notre devoir de laisser au tuberculeux cette chance rare, mais qu'on ne peut pas prévoir, de se remettre complètement, sous l'influence d'un traitement qui réveille sa nutrition, d'un état considéré comme désespéré ? Qui n'en a pas vu des exemples ?

Dans l'état actuel de nos connaissances sur la tuberculose, les injections huileuses, plus ou moins médicamenteuses, constituent certainement le meilleur moyen thérapeutique à opposer à cette affection. Elles agissent sur la nutrition générale, la réveillent, et laissent, avantage énorme, l'estomac du malade tout à sa fonction.

Mais il faut agir avec discernement, savoir quelle nature d'injection répond à tel état, et de quelle manière on doit les appliquer pour éviter au malade des complications douloureuses ou fébriles qui le dépriment toujours. Ce sont précisément ces points délicats et importants que j'ai entrepris de déterminer. Leur connaissance résulte des réflexions que m'ont suggéré les milliers d'injections que j'ai pratiquées déjà, et des expériences que j'ai entreprises sur les animaux.

Mon travail se divisera donc tout naturellement de la manière suivante :

Après quelques mots d'historique, j'exposerai les diverses formules dont j'ai fait usage, avec leurs indications ;

Dans un second chapitre, j'indiquerai le manuel opératoire suivi et les recommandations que je laisse, par écrit, aux personnes qui pratiquent les piqûres dans la famille, avec la justification de chaque détail et les effets immédiats des piqûres ; c'est l'observation rigoureuse de ces minuties d'opération qui m'a permis de ne pas compter un seul abcès sur plus de 25.000 piqûres pratiquées actuellement par moi ou d'après mes conseils ;

Le troisième chapitre sera consacré à l'exposé des résultats obtenus chez l'homme et des accidents plus ou moins éloignés et généraux des injections ;

Je consacrerai un chapitre spécial à quelques médications accessoires peu connues ou personnelles, qui m'ont rendu des services ;

Et enfin dans un dernier chapitre je donnerai le résultat des expériences entreprises sur les animaux dans le but de rechercher à la fois l'action de quelques médicaments contre la tuberculose, celle des injections huileuses sur les tissus, et le mode d'absorption du médicament et de son véhicule.

Des conclusions sous forme de courtes propositions résumeront les faits.

Paris, Novembre 1895.

Ce travail devait paraître il y a un an ; mais pour des raisons qu'on trouvera plus loin, j'en ai reculé la publication et je ne puis que m'en féliciter, puisque cela me permet d'y ajouter un paragraphe au sujet d'un médicament injectable au même titre que le gaïacol chez le tuberculeux et dans diverses affections pulmonaires, et qui présente sur le gaïacol certains avantages.

L'*apyrol*, tel est le nom de ce médicament, succédané de l'ichthyol, m'a donné dans nombre de cas d'excellents résultats, là où l'emploi du gaïacol était impossible à cause de l'état des malades. On trouvera d'ailleurs plus loin des détails sur ce sujet.

C'est grâce à l'obligeance de M. le Dr Brissaud, qui m'a permis de traiter les tuberculeux de son service depuis plus d'un an, et à qui je suis heureux d'adresser de publics remerciements, que j'ai pu à la fois confirmer certains de mes résultats antérieurs et acquérir des notions précises sur l'apyrol, qui me permettent aujourd'hui d'en déterminer les indications et de le recommander.

On pourra constater que la plus large part dans mon travail est consacrée au gaïacol et à ses applications, ce qui est naturel puisque c'est jusqu'à présent, le médicament le plus employé contre la tuberculose, celui dont l'administration est le plus facile et sur lequel la concordance d'opinions semble le plus générale. Les divergences des résultats publiés tiennent sûrement aujourd'hui aux produits livrés au commerce sous le nom de gaïacol, et qui, comme toutes choses répandues, sont falsifiés ou livrés insuffisamment purs, même sous forme cristallisée ; il y a là un point qu'il était nécessaire de bien mettre en relief et qui calmera bien des discussions.

Paris, Octobre 1896.

HISTORIQUE

Lorsque MM. Bouchard et Gimbert (1) eurent, en 1877, attiré de nouveau l'attention sur les bons résultats que donne la créosote dans la tuberculose, son emploi se vulgarisa rapidement et elle redevint pendant une longue période la base du traitement des phtisiques. Mais la forme d'administration variait : tantôt en pilules, tantôt en vin, en solution dans l'huile de foie de morue, en cachets, en capsules, seule ou associée sous toutes formes à quelques médicaments adjuvants, on ordonnait toujours la créosote à l'intérieur; c'est encore aujourd'hui le seul traitement connu de la majorité des médecins, et il est même surprenant que dans ce sport posologique, personne n'ait songé, pendant plus de dix ans, à l'administrer en injections hypodermiques, car, en somme, les malades qui ne la supportaient pas devaient être nombreux.

Il faut arriver en effet jusqu'en 1887 pour voir

(1) *Bouchard* et *Gimbert*. Traitement de la tuberculose par la créosote vraie. Gaz. heb. de méd. et de ch. 1877, p. 487, n° 31 et suiv.

Rosenbusch (1) administrer la créosote en solution dans l'huile, par la voie hypodermique.

Il injectait de petites doses dans la fosse sus-épineuse et obtenait de très bons résultats, à l'hôpital de Lemberg. Il expliquait, en manière de justification, qu'il employait seulement la *créosote végétale pure*.

Mais justement dans l'été de 1887, le professeur Penzoldt avait démontré que le principe actif de la créosote était le *gaïacol*, qui devait constituer à lui seul la *créosote pure*. Rosenbusch est donc en réalité le premier à avoir pratiqué les injections de gaïacol sans le savoir.

Ce qui s'était passé pour la créosote devait se reproduire pour le gaïacol. On en fait d'abord une foule de préparations pour l'usage interne avant de songer à l'injecter.

Sahli (2), de Berne, presque aussitôt après la découverte de Penzoldt, substituait le gaïacol à la créosote pour tous ses tuberculeux, et en vantait les bons effets.

Frœntzel (3), presque en même temps, l'em-

(1) *Rosenbusch*. In Berliner medicinische Wochenschrift, 23 janvier 1888, no 4, p. 67.

(2) *Sahli*. In corresp. Blatt .für schweizer Aerzte, octobre 1887.

(3) *Frœntzel*. Soc. de méd. int. de Berlin. In therapeutische Monatshefte, avril 1888, p. 184.

ployait aussi, associé au vin, et confirmait les observations de Sahli.

Dès lors, le gaïacol subit une étonnante fortune et rapidement il acquiert presque, dans la tuberculose, la réputation du mercure dans la syphilis. Bien que, jusqu'aujourd'hui, rien ne l'ait encore détrôné, il fallut cependant en rabattre, et l'engouement passé, il eut des détracteurs aussi exagérés que ses apôtres étaient passionnés. C'est qu'aussi le commerce et la spéculation s'étant emparés du produit, le gaïacol type était bientôt devenu une sorte de protée à formes et à fonctions multiples, fort déconcertantes, qui n'ont pas peu contribué à dérouter et à faire diverger les opinions.

Quoiqu'il en soit, l'exemple de Rosenbusch avait été suivi, mais c'est en France, cette fois, qu'on injectait régulièrement et systématiquement le gaïacol en solution dans l'huile.

En 1889, Weil et Diamantberger (1) l'injectaient et en observaient bien les bons effets.

En 1890, Picot (2), à Bordeaux, et Pignol (3), à

(1) *Weil* et *Diamantberger*. Injections sous-cutanées de gaïacol, Congrès de la tuberculose, in Bulletin médical, 23 août 1891.

(2) *Picot*. Traitement de la tuberculose. Académie de médecine. Séance du 3 mars 1891.

(3) *Pignol*. Traitement de la tuberculose par injections sous-cutanées de gaïacol eucalyptol iodoforme en solution dans l'huile d'olives stérilisée. Soc. de Biologie, 14 mars 1891.

Paris, employaient le gaïacol en solution dans l'huile stérilisée ou la vaseline liquide, le premier en lui adjoignant l'iodoforme, le second l'eucalyptol, avec d'excellents résultats.

Ce sont les véritables propagateurs de la méthode. La rapidité et la valeur des effets obtenus eurent vite convaincu les hésitants, et malgré quelques déboires, quelques accidents dus à une connaissance insuffisante de la pratique des injections et des indications générales du traitement gaïacolé, on peut dire que c'est aujourd'hui la méthode la plus répandue et la mieux justifiée.

Je ne fais que signaler les propriétés nouvelles que Sciolla (1), Bard (2), Robillard (3), Guinard (4), Linossier (5), Lannois (6), Gilbert (7), Ferreira (8), Constantin Paul (9), pour citer les plus impor-

(1) *Sciolla*. Gaz. di ospit. 1893. — Deutsche medicin. Woch, 1893, n° 225, p. 539.

(2) *Bard*. Action antithermique du gaïacol en applications cutanées. Bull. méd. 21 mai 1893, p. 467.

(3) *Robillard*. Action antithermique des badigeonnages de gaïacol sur la peau. Soc. de biol., 8 juillet 1893.

(4) *Guinard* Action antithermique du gaïacol. Bulletin médical 1893, page 639.

(5) *Linossier* et *Lannois*. Société de biologie, 3 mars 1893.

(6) *Lannois*. Action antithermique du gaïacol. Bulletin médical 1893, page 639.

(7) *Gilbert*. Action antithermique du gaïacol et créosol en badigeonnages sur la peau. Soc. de Biol., 14 avril 1894.

(8) *Ferreira*. Badigeonnages de gaïacol. Soc. de thér., 24 octobre 1894.

(9) *Constantin Paul*. Société de thérapeutique, même séance.

tants, lui découvrent ou confirment comme anti-thermique, en badigeonnages sur la peau, chez les tuberculeux et les autres fébricitants.

Entre temps, MM. Béal et Choay (1), communiquaient à l'Académie des sciences leur procédé de synthèse du gaïacol, obtenu en méthylant la pyrocatéchine, qui pouvait faire espérer aux praticiens, avec un produit fixe, des résultats constants.

Puis MM. Gilbert et Maurat (2) avaient déterminé le coefficient de toxicité du gaïacol synthétique et étudié ses effets physiologiques. Expériences reprises et complétées plus tard par Langlois, dans la thèse de Devauchelle (3).

M. Ferrand (4) avait encore reconnu au gaïacol une vertu analgésique réelle contre les névralgies intercostales.

Miron Segalea (5) le préconisait en badigeonnages contre la pleurésie.

Enfin, M. Lucas Championnière (6), et plus

(1) *Béal et Choay.* Synthèse du gaïacol. Acad. des sciences, 30 janvier 1893.
(2) *Gilbert et Maurat.* Soc. de Biol., 18 novembre 1893.
(3) *Devauchelle.* Le gaïacol synthétique dans la tuberculose. Thèse, Paris 1895.
(4) *Ferrand.* Application locale du gaïacol. Soc. méd. des hôp., 16 avril 1894, et Soc. de thérap., 24 octobre 1894.
(5) *Segalea.* Des applications de gaïacol. Soc. de thérap., 12 décembre 1894.
(6) *Lucas Championnière.* Un anesthésique local nouveau. Acad. de méd., séance du 30 juillet 1895.

tard M. Pize (1) le recommandaient comme anesthésique local en petite chirurgie; mais quelques escharres le firent abandonner.

Si j'ai plus insisté ici sur le gaïacol, c'est que de tous les produits employés contre la tuberculose il est le plus important, et que les autres, à part l'iodoforme et l'aristol, n'ont presque pas d'histoire. Et puis, en somme, c'est de lui que je me suis le plus servi, ne prenant les autres que comme adjuvants ou tentant de quelques médicaments peu usités, quand le gaïacol était mal supporté.

J'en donne d'ailleurs en détail toutes les indications dans le chapitre qui suit.

(1) *Pize*. Emploi du gaïacol comme anesthésique pour l'application des pointes de feu. Acad. de méd., février 1896.

CHAPITRE Ier

Préparations injectées et leurs Indications

Huile pure. — Solutions de : gaïacol; iodoforme; aristol; menthol; eucalyptol; myrtol; naphtol camphré. — Badigeonnages de gaïacol; gaïacol et gaïacols. — L'apyrol.

Je n'ai pu recueillir, dans quatre ans, que 112 observations complètes, suivies dans toute l'évolution, d'affections de poitrine diverses, et comprenant en particulier 89 tuberculoses. On verra plus tard comment j'ai classé tous ces malades et les résultats obtenus dans la statistique générale dont ils forment la base. Mais les autres observations, bien plus nombreuses, ébauchées, de malades de passage, suivis de quelques semaines à un an et disparus, ne m'en ont pas moins servi à accumuler des matériaux, à confirmer certains effets, à mettre en relief les influences des médications sur l'évolution générale des affections.

Comme je consacre ce premier chapitre à l'examen des médicaments que j'ai administrés en injections et à en déterminer les indications, on comprend que je me serve ici de toutes mes observations et que je rapporte les effets survenus même dans des cas accidentels.

Tout d'abord je dois déclarer que je n'ai pas eu un instant la prétention de trouver un médicament spécifique de la tuberculose ; ce serait méconnaître la nature de cette affection que de rêver d'un agent qui la combatte sur place. Le remède à cette terrible maladie ne saurait être individuel, il ne peut être que social et ne relève pas de la thérapeutique ; mais notre devoir est de chercher à l'entraver toutes les fois qu'elle apparaît sur une unité et de faciliter la résistance organique, en mettant l'individu dans les meilleures conditions possibles pour l'équilibrer contre son ennemi et lui faire signer une trève d'hostilités, puisque celui-ci ne saurait, une fois installé, quitter la place.

Ceci fait comprendre tout de suite que l'hygiène et la nutrition tiennent le premier rang dans le traitement de la tuberculose. Voici une vérité que tous les phtisiothérapeutes émettent comme un axiôme : La nutrition, c'est tout chez le tuberculeux. Tout ce qui peut l'éveiller, la stimuler et la maintenir, doit compter avant tout dans le traitement ; tous les médicaments ne sont jamais que des accessoires, et leur administration par l'estomac est, à mon avis, absolument contraire au but qu'on se propose, néfaste et illogique. Si on doit leur demander quelquefois des services, qu'on cherche donc un moyen de les faire pénétrer dans l'organisme sans fatigue pour l'estomac. Comment des médecins, après avoir admis la loi précédente, peuvent-ils encore ordonner des pilules, des cachets ou tout autre préparation dite spécifique, à leurs malades ? Il y a là une aberration routinière inexplicable.

Aussi bien avais je été séduit par la méthode des injections hypodermiques, si commode pour laisser l'alimentation se faire normalement, et qui de plus offrait même un moyen indirect de nourrir, d'alimenter le malade, en donnant une huile assimilable comme véhicule aux agents médicamenteux. C'était condamner de suite les solutions à base de vaseline liquide, et adopter comme milieu l'huile d'olives très absorbable et assimilable par la voie sous-cutanée, qu'avait préconisée Pignol.

Partant même de cette idée que la tuberculose, qui n'est pas une maladie infectieuse comparable à celles qui ont une évolution déterminée à peu près constante, ne saurait être combattue dans son agent pathogène, et observant que tous les résultats favorables obtenus par les différents traitements dirigés contre elle, révélaient d'ailleurs une uniformité frappante dans le mode de rétablissement de l'organisme, qui se manifeste toujours par relèvement de l'état général, les lésions ne s'amendant qu'au bout d'une longue habitude de bonne nutrition, je me suis demandé si dans les injections l'huile ne jouait pas un rôle important. Je ne parle, bien entendu, que des injections copieuses, qui ont toujours fourni les meilleurs résultats. De nombreux faits sont venus me donner raison.

Huile pure. Bien souvent, en effet, les malades ne supportant plus l'injection, même d'un centigramme ou d'un demi-centigramme de médicament plus ou moins antiseptique ou empyreumatique, sans éprouver une violente et très fatigante réaction, je m'étais contenté pour les alimenter de leur injecter seulement de l'*huile stérilisée pure.* Je les avais toujours vu engraisser, se fortifier et le plus souvent arriver, au bout de quelques semaines, à supporter une injection d'huile tenant en dissolution le gaïacol, l'iodoforme, ou quelque autre médicament qui n'était pas supporté auparavant. Ces observations maintes fois répétées me firent définitivement admettre que quel que soit le médicament associé à l'huile, il ne joue jamais qu'un rôle accessoire de stimulant de la nutrition, que le rôle actif, fondamental, analeptique, appartient alors au véhicule et qu'il y a lieu d'en injecter le plus possible. On a donc intérêt à supprimer tout adjuvant capable de provoquer une violente réaction et de fatiguer le malade, et à choisir de préférence l'huile d'olives stérilisée, qui est la plus assimilable de toutes. C'est un puissant moyen d'alimenter les malades, toujours applicable, et plus utile quand l'estomac faiblit et qui n'a pas de contreindication. Cette huile est toujours bien supportée, même à la dose de 10 à 25 centimètres cubes quotidiennement injectés. J'ai cependant remarqué, chez certains tuberculeux très avancés, que 5 à 6 centimètres cubes provoquent parfois une poussée de chaleur avec petit frisson, réaction insignifiante ; chez les mêmes, 1 centimètre cube d'huile gaïacolée à 10 0/0 provoquait une poussée fébrile de 2 à 4 heures avec grands frissons, sueurs, hyperthermie puis hypothermie.

Chez ces grands malades, *même à quelques jours de la mort*, il y a, sous l'influence de l'injection d'huile pure, réveil de la nutrition et engraissement sensible ; ceci pourrait paraître étrange au premier abord, mais au fond il suffit de réfléchir que les éléments des tissus, malgré l'affaiblissement général, conservent une certaine vitalité, une certaine indépendance, qui leur permet d'assimiler un aliment qui leur arrive providentiellement par d'autres voies que les voies ordinaires supprimées. (1)

J'use donc souvent de ce procédé, et j'ai la conscience de trouver là une aide considérable dans le relèvement du malade débilité, car j'arrive en

(1) Les récentes expériences de Von Leube, de Voit justifient pleinement mes observations.

général au bout de quelques semaines à fortifier assez le malade pour lui permettre de supporter les médicaments proprement dits. Aussi commencé-je toujours par cette injection chez les tuberculeux du troisième degré : elle est la règle et le seul traitement possible au quatrième degré.

aïacol. Parmi les médicaments, le *gaïacol* occupe une place prépondérante. C'est de beaucoup celui dont je me suis le plus servi et c'est lui qui formait pour ainsi dire la base des injections médicamenteuses que j'ai administrées. On verra que je lui ai parfois substitué quelques autres agents, mais au fond c'est lui qui donne encore les meilleurs résultats et provoque le moins d'accidents. Dans tous les cas, je me suis convaincu que son action était surtout stimulante de la nutrition et qu'il y avait avantage à l'employer, quand on pouvait le joindre à l'huile en injections massives, à la dose de 5 à 10 ou 20 centimètres cubes pour cent.

C'est toujours du gaïacol distillé de la créosote que je me suis servi, moins par routine que pour conserver (ayant un gaïacol toujours identique, distillé dans les mêmes conditions) à mes observations un caractère uniforme, simplifiant mon travail et donnant plus de valeur aux résultats.

J'ai cependant eu l'occasion d'employer depuis près d'un an le gaïacol cristallisé synthétique, grâce à l'obligeance de M. Brissaud qui a bien voulu me laisser traiter, comme je l'ai déjà dit, les tuberculeux de son service de Saint-Antoine, et j'en suis à me demander aujourd'hui, devant certains faits répétés, si ce gaïacol n'a pas plus que l'autre une tendance à provoquer des hémoptysies. Mais je sais bien que tous les gaïacols cristallisés ne sont pas synthétiques et qu'on n'est pas plus sûr de leur composition que de celle des gaïacols commerciaux liquides. Il n'en reste pas moins là un point à éclaircir, ce qui doit rendre prudent, car je n'ai jamais, dans la pratique du gaïacol distillé dont ce travail donne les résultats, observé autant d'hémoptysies et liées si directement à telle ou telle injection, que chez certains malades qui recevaient le gaïacol cristallisé. Ces faits s'accordent d'ailleurs parfaitement avec les propriétés congestives vasodilatatrices du gaïacol synthétique citées par Devauchelle (1),

Mais je dois exposer maintenant les diverses préparations dont je me suis servi et leurs indications. Je tiens à déclarer d'abord que dans la pratique des injections j'ai suivi, au fond, les principes énoncés par le Dᴿ Pignol ; seulement j'ai souvent modifié ses formules, comme on va voir.

J'ai d'abord pris pour base de toutes les formules gaïacolées la solution au 10ᵐᵉ, répondant à la prescription suivante :

Gaïacol.................... 10 gr.
Huile d'olives stérilisée..... q. s. pour 100ᵍʳ

(1) *Derauchelle*. Le gaïacol synthétique dans la tuberculose. Thèse de Paris 1895.

quitte à en injecter moins à la fois si je remarquais trop de réaction.

Cette solution à 10 0/0 est pour moi en quelque sorte la formule étalon, elle forme la base de toutes les autres. Mais j'ai cependant souvent prescrit 15, 20 et 25 grammes de gaïacol pour 100 dans des cas où, au bout de quelques mois de piqûres quotidiennes, les fesses des malades étant indurées, l'injection d'une quantité d'huile de 10 centimètres cubes, même de 5, devenait plus ou moins difficile et même douloureuse. Dans ces cas-là, les tissus n'étant plus élastiques, on perd du liquide par regorgement. Avec ces solutions fortes je pouvais donc injecter autant de gaïacol et moins d'huile ; mais je dois dire qu'on n'en obtient pas de meilleurs résultats, et je puis même répéter encore une fois ici que, chez l'homme et chez les animaux, si le gaïacol a une action tonique réelle sur l'organisme, le rôle de l'huile est loin d'être négligeable.

L'idée d'injecter des solutions fortes m'était venue en constatant la rapidité avec laquelle s'élimine le gaïacol, soit par le rein, soit par la surface pulmonaire, soit par la peau. Si donc on n'avait pas à tenir compte de l'huile dont le rôle est très sérieux dans la nutrition de l'organisme, il y aurait eu avantage à se servir de solutions fortes, jusqu'à limite de causticité, de façon à donner le plus de gaïacol possible. Mais on ne pourra se le permettre que quand la provision d'huile sera déjà faite pour le malade et seulement pendant quelque temps. Une malade entre autres, ne pouvant plus, à cause de l'état des fessiers, supporter de grandes injections, reçut seulement 3 à 4 centimètres cubes d'une solution à 25 0/0, ce qui lui faisait absorber la même dose de gaïacol qu'avec 10 centimètres cubes d'une solution à 10 0/0. Au bout d'un mois, elle avait maigri de deux kilos, s'était fort affaiblie, et elle reprit rapidement dès qu'on revint aux injections de 10 centimètres cubes par jour, de la solution à 10 0/0. Elle n'avait cependant pas présenté d'accidents gaïacoliques : sa nutrition seule était compromise.

La solution de gaïacol à 10 0/0 reste donc la formule type et elle répond à toutes les tuberculoses torpides, sans expectoration.

Je l'ai même injectée à de simples anémiques ou à des neurasthéniques, comme tonique et stimulante, avec de meilleurs résultats que les solutions de glycérophosphates, qui sont d'ailleurs douloureuses.

Iodoforme Quand la tuberculose est de souche héréditaire, qu'il s'agit de strumeux ou de lymphatiques, la formule suivante convient :

Gaïacol.... 10
Iodoforme.. 0.25, 0.50, 0.75, 1 ou 2 gr.
II. st...... q. s. pour 100

Ici l'iodoforme offre un moyen commode d'administrer l'iode, mais il faut agir prudemment, tâter pour ainsi dire le sujet. C'est pourquoi je commence par des solutions ne renfermant que 0,25 centigrammes d'iodoforme pour augmenter progressivement. C'est qu'en effet il y a souvent des accidents d'intoxication.

Aristol.   Quand le malade supporte cette solution, elle agit plus vite et plus fortement que celle au gaïacol seul, mais elle ne convient pas aux hémophiles ni aux vieillards pour les mêmes raisons que la suivante :

Gaïacol.....   10 gr.
Aristol .....   0.25, 0.50, 0.75, 1 ou 2 gr.
H. st.......   q. s. pour 100

qui a les mêmes propriétés générales mais qui a plus souvent encore l'inconvénient de provoquer du purpura même à petite dose. Aussi faut-il être prudent et veiller aux hémoptysies. Je la réserve aux enfants dont le rein fonctionne bien et l'évite chez les adultes à cause de l'acide thymique qui a constamment donné de la néphrite aux animaux à qui je l'injectais. C'est une bonne formule mais à employer prudemment. On peut cependant sans inconvénient arriver à injecter l'aristol de même que l'iodoforme, chez des hémoptoïques, sans danger, quand on les a déjà fortifiés et améliorés avec la solution de gaïacol seul.

Euca-lyptol.   La formule au

Gaïacol........   10
Eucalyptol..........   10
H. st..............   q. s. pour 100

s'adresse surtout aux tuberculeux qui crachent beaucoup ; elle est justiciable des expectorations purulentes avec staphylocoques, streptocoques ou autres pyogènes.

Malheureusement elle présente certains inconvénients : d'abord son odeur, qui répugne à beaucoup de malades ; son action sur l'hémophilie, j'ai vu deux malades cracher le sang chaque fois qu'ils la recevaient ; enfin c'est une préparation excitante qui agit sur le système nerveux, provoque de l'agitation, des maux de tête, du vertige chez certains malades ; j'ai vu trois fois même des phéno-mènes presque méningitiques. Il faut donc l'éviter chez les nerveux. On a prétendu que l'eucalyptol renfermait souvent des traces d'essence d'eucalyptus et que c'était la cause des accidents. On devra en tout cas en surveiller les effets et on verra toujours l'expectoration diminuer plus vite avec cette solution qu'avec les précédentes.

rtol. J'ai eu l'idée, devant la répugnance de certains malades à l'odeur « de peinture » de l'eucalyptol, comme disent les malades, de lui substituer le *myrtol*. (1)

Gaïacol............ 10
Myrtol 10
H. st.............. q. s. pour 100

(1) *Artault de Verey*. Le myrtol en injections hypodermiques : communication à l'Académie de médecine, séance du 7 janvier 1896. Revue de thérap., 15 mars 1896.

C'est une préparation à odeur très agréable ; elle est aussi active contre l'expectoration que celle à l'eucalyptol. Le myrtol est plus actif que l'eucalyptol contre les staphylocoques, mais il a les mêmes inconvénients au point de vue du système nerveux. Je l'ai le premier employé en injections hypodermiques et n'ai eu qu'à m'en louer depuis plus de deux ans. (1) Je n'emploie plus l'eucalyptol seul et ne le prescris que dans la formule mixte suivante :

Gaïacol............	10
Eucalyptol.........	5
Myrtol.............	5
H. st..............	q. s. pour 100

à laquelle on peut comme aux deux précédentes adjoindre, suivant besoin, l'iodoforme ou l'aristol.

Chez des malades atteints d'affections non tuberculeuses, comme dilatation bronchique, catarrhe chronique, avec emphysème, bronchite fétide, s'accompagnant d'abondantes sécrétions à staphylocoques et à pneumocoques, j'emploie la formule suivante :

Myrtol.............	10
H. st..............	q. s. pour 100

et j'en obtiens de très jolis résultats.

Dans un des chapitres suivants se trouveront exposés les accidents produits par les injections

(1) Tout ceci était écrit en 1895. Depuis j'ai continué à utiliser le myrtol et en ai toujours obtenu de bons effets.

en général et quelques solutions en particulier, avec tous les détails que comporte la question. Je dois cependant ici dire que la réaction à la piqûre qui peut être produite par toutes les solutions, et pour la description de laquelle je renvoie au paragraphe spécial (chap. iii), est généralement plus accusée avec les solutions où entrent l'eucalyptol ou le myrtol.

D'une manière générale il faut toujours tâter la susceptibilité du malade, injecter d'abord à petites doses, surtout si la maladie est avancée, et augmenter progressivement la quantité jusqu'à provoquer la réaction, puis rester en dessous de la dose qui la provoque, pendant le temps nécessaire à fortifier, à aguerrir le malade et à lui permettre d'en supporter de plus fortes doses.

On peut pour cela multiplier les piqûres dans la journée, mais toujours assez nombreuses pour arriver à donner au malade 6 à 10 centimètres cubes d'huile.

Cette réaction est parfois si pénible que bien des malades sont rebutés et abandonnent le traitement, ou appréhendent la piqûre. Devant ces faits j'avais cherché une solution injectable qui puisse, à dose suffisante et sans s'astreindre à faire 5 ou 6 piqûres par jour, ne point provoquer de réaction, et m'étais arrêté à la formule suivante :

Naphtol camphré..... 20, 25, 50 gr.
H. st......... ..... q. s. pour 100.

qui, je dois le dire, n'est pas encore l'idéal.

En effet, si pendant un temps, le malade peut en supporter 10 et 15 centimètres cubes sans réaction, quand 1 centimètre cube de solution gaïacolée la provoquait, on voit au bout de quinze jours environ la réaction revenir comme auparavant. Cela m'a cependant permis de reposer pour ainsi dire quelques malades du gaïacol et de leur en injecter ensuite plus qu'ils n'en supportaient avant.

Une fois un malade attribua à cette solution une hémoptysie ; une autre fois une malade qui recevait 10 centimètres cubes par jour d'une solution à 50 0/0, depuis plus de quinze jours sans accident, et qui s'en trouvait même très bien, eut une suffocation (le liquide lui était monté à la gorge, accident fréquent, comme je l'expliquerai plus tard), et resta une demi-heure en syncope. (1) Après cet accident, je n'employai plus que les solutions à 20 et 25 0/0, et dans des cas particuliers. C'est cependant tout de même une formule utile en cas de réaction au gaïacol.

Menthol Après les observations encourageantes de Michele, (2) de Lubet Barbou, (3) qui préconisaient

(1) Cependant *Schilling* (Mon. ther. 2 décembre 1895), de Nuremberg, recommande contre le collapsus cardiaque les injections massives d'huile camphrée.

(2) *Michele.* Giorn. med. della R. Marine, mars-avril 1894.

(3) *Lubet Barbon.* Nouveaux remèdes, janvier 1895.

l'essence de menthe ou le menthol, j'eus l'idée de donner ce corps en injections hypodermiques et l'associai au gaïacol dans la formule suivante :

Gaïacol....... 10
Menthol .... 1 ou 2 gr.
H. st.......... q. s. pour 100.

mais j'ai dû l'abandonner parce que les malades en éprouvaient une très pénible réaction et qu'une fois même il y eut hémoptysie abondante.

Quant à employer le menthol en badigeonnages (solution alcoolique) antithermiques, comme le font quelques médecins, c'est presque cruel, tant les malades se trouvent glacés et frissonnants, pendant 10 à 12 heures ou plus, après l'opération.

Il s'agit partout ici, comme je l'ai dit déjà, de gaïacol distillé, et j'avais soin de bien indiquer sur les prescriptions qu'il fallait du gaïacol pur. Malgré cela, j'ai souvent fait refaire des solutions qui me paraissaient renfermer un gaïacol impur, parce qu'elles étaient très douloureuses et donnaient une réaction inaccoutumée. On sait qu'on débarrasse par distillation le gaïacol des créosols, phénols, xylénols et crésylols qu'il renferme et qui lui donnent des propriétés fort irritantes et même dangereuses. Il y avait donc intérêt capital à recommander l'emploi de gaïacol rectifié pour les solutions injectables, car à la rigueur, lorsqu'il ne s'agit que d'usage externe on peut prendre le premier gaïacol venu, quitte à agir prudemment pour en essayer les effets.

Gaïacol en badigeonnage C'est, en effet, surtout aux *badigeonnages* qu'on voit les différences de produits suivant les origines.

Ainsi, tandis que le gaïacol rectifié, recommandé pour les solutions injectables, ne provoque à la peau qu'une douce sensation de chaleur, chez les gens très sensibles, et sur une étendue de 20 ou 30 centimètres carrés, il suffit de 10 centimètres carrés de badigeonnage avec les autres, et même de 5, dans certains cas, pour provoquer pendant plusieurs heures une sensation de brûlure, extrêmement douloureuse, laissant toujours une ecchymose livide, quand l'épiderme n'est pas mortifié et desquamé. Parfois même il y a violente réaction générale avec frissons, abaissement de température, ralentissement du pouls, menaces de collapsus. Il faut donc toujours commencer par un badigeonnage restreint quand on ne connaît pas le gaïacol auquel on a à faire. Dans mainte névralgie intercostale intense, j'ai souvent obtenu avec certains gaïacols un effet plus violent qu'avec un vésicatoire en badigeonnant 5 centimètres carrés du flanc, et des ecchymoses durant 15 jours.

On comprend aussi qu'une solution fabriquée avec des gaïacols aussi violents puisse provoquer des accidents sérieux, et je me souviens d'avoir vu à l'Hôtel-Dieu, avec le Dr Pignol, toute une série d'accidents, dont un mortel (voir page 44), survenus dans ces conditions, au point qu'on dut faire venir le gaïacol du dehors A maintes reprises, j'ai fait aussi recommencer les préparations par d'autres pharmaciens que ceux de mes malades, parce que les injections les obligeaient chaque fois à garder le lit ou la chambre pendant huit jours. J'avais presque toujours à me repentir quand, mû par un sentiment que l'on comprend, je n'osais pas recommander le gaïacol spécial de telle ou telle maison.

Thymol. Je dois dire enfin que dans quelques cas d'ulcérations tuberculeuses externes ou des muqueuses, j'ai obtenu d'excellents résultats d'une solution de :

Thymol cristallisé.. 5 gr.
Huile............ 100 gr.

qui est relativement peu douloureuse en attouchements ou en applications.

NOTE

J'avais désiré faire des injections hypodermiques **Ichthyol** d'*ichthyol*, mais il produit dans l'huile des dépôts bitumineux qui le rendent impossible à utiliser. D'autre part, en solution aqueuse il ne répondait nullement au but que je me proposais, puisque j'ai systématiquement adopté l'huile comme véhicule, à cause du service qu'elle rend dans la nutrition du malade.

J'avais donc abandonné le projet d'utiliser

l'ichthyol en injections hypodermiques, me conten-- tant de l'employer en instillations laryngées et intratrachéales en suspension dans l'huile, lorsque j'appris qu'il existait une variété d'ichthyol parfaitement soluble. C'était un médicament que j'hésitais à adopter, car je le craignais produit de spéculation, mais on m'affirma qu'il était bien distillé de schistes bitumineux de l'époque jurassique, comme les schistes de Seefeld qui donnent l'ichthyol, et on m'en procura sous le nom d'*adunum* ou d'*apyrol*.

Apyrol. C'est un liquide noirâtre, lourd, un peu plus clair que l'ichthyol et dégageant la même odeur. Ses propriétés générales et ses applications thérapeutiques étant les mêmes que celles de l'ichthyol, j'en fis faire une solution à 10 0/0 dans l'huile d'olives et l'essayai. Quoique sachant qu'il n'était pas plus toxique que l'ichthyol, j'en injectai tout de même d'abord de très faibles doses, 5 centigrammes, puis progressivement 10 centigrammes, 25 centigrammes, 50 centigrammes et 1 gramme sans inconvénient. La solution est très bien supportée, elle s'injecte comme les autres et ne provoque pas de douleurs ; j'ai vu cependant deux malades se plaindre et la trouver un peu brûlante, mais il ne s'agissait peut-être là que de la piqûre de quelque filet nerveux comme cela arrive fréquemment, ainsi qu'on le verra dans le chapitre suivant, et qu'il est facile d'éviter.

Quoi qu'il en soit, c'est un excellent médicament, présentant deux avantages sur le gaïacol : d'abord celui de ne pas fatiguer le malade par le violent accès de fièvre réactionnelle que provoque constamment le gaïacol chez les malades un peu avancés, et d'autre part celui de ne s'éliminer que fort lentement. Tandis, en effet, que le gaïacol ne séjourne guère dans l'organisme plus de une à cinq heures et s'élimine généralement par l'urine et l'exhalation cutanée et pulmonaire, l'apyrol demeure et les malades se rendent très bien compte que son action est plus durable et porte surtout sur la surface pulmonaire d'où ils le sentent dans l'expiration pendant 12 à 20 heures.

C'est là un grand avantage, car tous les malades qui l'ont reçu sont unanimes à reconnaître qu'il facilite énormément la respiration, et j'ai vu des dyspnéiques reprendre et garder pendant la journée et la nuit une respiration normale et exprimer un grand soulagement dès qu'ils recevaient l'injection. C'est un eupnéique puissant, et à ce point de vue encore il est supérieur au gaïacol. De plus, quand par hasard pendant l'injection il se fait une petite embolie et que l'odeur monte brusquement à la gorge, le malade n'éprouve pas d'impression pénible d'étouffement, de suffocation, et est de suite remis de sa secousse, tandis qu'avec le gaïacol, cet accident est toujours un peu sérieux et exige une certaine prudence dans l'opération, fait sur lequel j'insiste dans le chapitre suivant. J'ai vu des malades rester pendant deux jours souffrants, dyspnéiques et fiévreux, après cet accident dû au gaïacol, ce qui s'explique par son action congestionnante et vasodilatrice, tandis qu'avec l'apyrol, au contraire, il semble y avoir manifestement une action décongestive. C'est d'ailleurs une des propriétés de l'ichthyol, mise hors de doute par les expériences et les applications thérapeutiques de Damiens (1) et qu'il n'est pas surprenant de retrouver dans son congénère l'apyrol. Ce dernier devient de ce fait un correctif du gaïacol, et ses indications en découlent naturellement.

Je l'emploie, en effet, chez tous les tuberculeux sujets aux poussées congestives, aux hémoptysies (il est vaso-constricteur), chez les dyspnéiques, chez les fébricitants vespéraux, à la fin de la troisième période et même pendant la quatrième; mais chez les malades dont la fièvre est continue et l'état très précaire, il finit lui-même par provoquer une réaction qui, pour être moins violente qu'avec le gaïacol, n'en fatigue pas moins le malade.

En somme, ce médicament que je n'emploie que depuis six mois et qui n'a probablement pas donné encore tout ce qu'exige la critique théra-

(1) *Damiens*. De l'Ichthyol. Thèse de Paris, 1892.

peutique, me rend néanmoins déjà, dans les cas indiqués, de très réels services, et je suis très heureux de l'avoir pour complément du gaïacol, dont il me permet de me passer maintenant dans des cas où j'étais obligé d'en modifier la posologie et d'en surveiller minutieusement l'action et le mode d'administration.

CHAPITRE II

Manuel opératoire. — Effets immédiats des piqûres

*Préliminaires : La seringue, les aiguilles, la région
des piqûres. — Instructions opératoires.
Accidents immédiats : Piqûres de nerfs ou de vaisseaux;
douleur et suffocation.
Minuties de détails, leur justification.*

J'ai toujours fait les injections intra-musculaires ; elles sont ainsi beaucoup moins douloureuses que sous-cutanées et ne laissent pas après elles ces nodosités sensibles qu'on est obligé de faire disparaître par un massage souvent incommode, ni d'escharres, comme on en voit parfois à la suite d'injections sous-cutanées.

La serin-gue   Avant de donner les détails du manuel opératoire que je pratique et que je laisse par écrit aux personnes qui doivent faire les piqûres dans les familles, car tout le monde ne peut pas s'offrir le luxe d'un médecin quotidien pendant des mois ou des années, je dois dire que je me suis toujours servi, et que j'ai toujours recommandé exclusivement, de simples seringues de Pravaz

Les Aiguilles. de 5 ou 10 centimètres cubes, à ailettes, avec longues aiguilles d'au moins 5 centimètres et de moyen calibre. Avec les aiguilles fines, l'injection est dure à faire, exige un effort musculaire considérable, quelquefois une pression de plus de 10 kilos et souvent plus d'une heure pour 10 centimètres cubes. Il est impossible de développer pendant longtemps un pareil effort. Le médecin ne peut, en général, injecter lentement, faute de temps, mais il doit toujours recommander aux personnes qui le font dans les familles, de mettre le plus de temps possible, sans limite, dans l'intérêt du malade. On s'expose moins alors aux petits accidents que je signalerai tout à l'heure. Une aiguille trop grosse injecte trop vite et expose à des déchirures profondes.

Leur stérilisation. Pour rendre la seringue et l'aiguille utilisables sans danger, il suffit, la première fois qu'on veut s'en servir, de faire bouillir pendant 20 minutes l'aiguille dans de l'eau salée, d'en faire passer à maintes reprises, entre temps, dans la seringue, et pendant quelques minutes d'y faire des aspirations de solution de sublimé au 1/1000. Cela suffit, puisque je n'ai jamais procédé autrement et que je n'ai jamais eu d'accidents. Dès que la solution injectable est passée dans la seringue, il est inutile d'y faire de nouveau passer du sublimé, si la piqûre doit être quotidienne.

Pour l'aiguille, après l'ébullition, on y fera

passer de l'huile injectable jusqu'à ce qu'elle s'écoule absolument claire. Cette huile alors nettoye complètement la lumière, mieux que ne le feraient des litres d'eau.

Je ne me suis jamais servi que d'aiguilles d'acier, qui s'usent il est vrai en trois ou quatre mois si les piqûres sont répétées souvent dans la journée, mais sont faciles et bon marché à remplacer. Dans ces conditions, il y a tout avantage à les utiliser de préférence à toutes les autres, dont le plus grand mérite est surtout apprécié du fabricant. Encore faut-il ajouter que ce qui use le plus les aiguilles, c'est leur séjour dans la solution de sublimé et que cet inconvénient pourrait être évité avec les antiseptiques récents.

La région des piqûres

Les piqûres se font toujours dans la région de la fesse, alternativement à droite et à gauche, dans un espace compris entre une ligne passant par l'épine iliaque antérieure et supérieure et le grand trochanter en avant, la crête iliaque en haut, le sillon interfessier en arrière, et une ligne regagnant le trochanter par le pli fessier en bas. On injecte ainsi dans une région large chez les malades encore gras et on évite autant que possible de faire les nouvelles injections près des piqûres récentes. On peut ne pas revenir au même point pendant plus d'un mois, temps nécessaire, et encore ! à la réparation des effets de la première injection.

Il est préférable de piquer le malade couché, les

tissus sont plus souples, l'aiguille entre mieux et le malade se fatigue moins si l'injection doit être longue. J'ai vu des pusillanimes s'évanouir pour avoir été piqués debout, et même des hommes énergiques en faire autant quand l'injection était trop longue dans cette position.

Voici les instructions que je laisse par écrit à l'entourage du malade ; je les différencie par les italiques des réflexions et des justifications que j'expose ici à chacune des prescriptions.

1° Après s'être lavé les mains et les avoir trempées dans la solution antiseptique, sans les essuyer, jeter dans un vase de cette solution un tampon d'ouate hydrophile et l'aiguille ;

La solution antiseptique est le plus souvent la liqueur de Van Swiéten, mais on peut employer l'acide phénique ; il m'est arrivé, dans certains milieux de me servir d'alcool camphré ou d'eau boriquée, mais exceptionnellement ; l'oxycyanure de mercure n'oxyderait pas les aiguilles.

2° Exprimer le tampon soigneusement, et, quand il est étanche, quoique humide encore, nettoyer avec lui l'intérieur d'un petit récipient, verre à liqueur ou coquetier, où on versera le liquide injectable ;

Ce tampon imprégné de sublimé ou d'autres anti-septiques emporte toutes les particules adhérentes aux parois sans y laisser de gouttelettes d'eau, ce qui est important, car, comme on reverse le surplus de la solution injectable dans la bouteille, on y jetterait de l'eau qui ne tarderait pas à la troubler, sinon à l'altérer.

3° Verser la solution dans ce petit récipient, en ayant soin de passer au préalable le tampon sur les lèvres du goulot de la bouteille, reboucher immédiatement en nettoyant de même le bouchon, et charger la seringue; reverser le surplus du liquide dans le flacon;

Conservation du liquide injectable. C'est à cause de cette dernière opération qu'il ne faut pas laisser d'eau contre les parois du récipient, car il vaut mieux garder le liquide clair; j'ai vu cependant injecter sans inconvénient du liquide ainsi troublé, la piqûre est seulement un peu plus douloureuse. Quand toutes les précautions sont bien prises, le liquide reste clair jusqu'à la dernière goutte. Comme il est dans des flacons colorés, bouchés à l'émeri et capsulés d'un bout de caoutchouc, sa conservation est indéfinie. J'en ai gardé plus de deux ans sans altération, dans ces conditions, mais s'il est mal bouché, le gaïacol se volatilise à la longue.

4° Ajuster l'aiguille et y faire couler de l'huile jusqu'à ce qu'elle soit absolument limpide; s'il y a quelque résistance, nettoyer la lumière de l'aiguille avec un fil métallique et surtout son ajutage;

Entretien de l'aiguille Cette précaution débarrasse l'aiguille de toute impureté, de poussières, caillots de sang, brins d'ouate qui peuvent y pénétrer et s'y accumuler. Assez souvent encore, comme on laisse dans l'aiguille un fil de laiton, dit d'argent, il se fait dans la lumière un dépôt de vert-de-gris dont il faut la débarrasser. De temps à autre, l'injection devient fort dure à faire, indépendamment de la consistance des tissus ; c'est qu'il s'est formé un petit bouchon d'ouate dans l'ajutage de l'aiguille, par accumulation des fils restés aux parois du vase ou de l'embout de la seringue dans leur nettoyage avec le tampon exprimé ; il faut alors l'en débarrasser. D'autre fois, c'est l'armature intérieure de l'ajutage nickelé qui se décape et met obstacle à l'écoulement par ses débris écailleux. On se débarrasse de tous ces obstacles avec un fil métallique ou en faisant passer un courant d'eau à rebours dans l'aiguille.

5° Rejeter l'aiguille ainsi nettoyée dans la solution antiseptique ; prendre le tampon d'ouate, sans l'exprimer cette fois, et laver soigneusement la région où on veut injecter, sans essuyer ;

Il est en effet nécessaire, même chez les personnes les mieux tenues, de débarrasser la peau de toutes les poussières ou des fils qu'y laissent toujours les linges mêmes les plus fins.

6° Enfoncer l'aiguille d'un coup sec, bien normalement à la peau, de plus de moitié de sa longueur au moins, et loin des piqures dernières ;

Pour enfoncer l'aiguille Il va sans dire que la profondeur à laquelle on enfonce l'aiguille est proportionnelle à l'épaisseur de la fesse du malade ; il n'est pas rare ainsi de toucher l'os iliaque chez les sujets maigres, et d'épointer l'aiguille si le sujet est âgé et si ses os sont durs. Le plus souvent, on sent l'aiguille pénétrer dans le périoste, on la retire un peu et parfois même il faut la déboucher, car elle s'est obturée de particules osseuses ou périostiques. Chez les jeunes enfants, il faut une aiguille courte, car autrement on pénètre facilement à travers l'os, dans la cavité abdominale.

Chez des adultes, j'ai vu trois fois l'aiguille se briser dans ce temps de l'opération ; une fois en frappant sur l'os, deux fois dans les tissus indurés. Il n'y a aucun inconvénient à la laisser ; je crois qu'il y en aurait plus à chercher à la retirer ; dans ces cas je n'en ai plus eu de nouvelles.

Usure de l'aiguille Les aiguilles s'usent aussi, soit par l'action des antiseptiques, soit sous l'effet de l'oxydation des tissus, et elles offrent bientôt une résistance insuffisante ; plusieurs fois, j'ai vu le liquide, sous la pression de l'injection, sourdre à travers les parois d'une aiguille amincie.

En moyenne, une aiguille qui fait dix injections par jour dure deux à trois mois, mais elle s'épointe en moins de temps, même sans frapper sur l'iliaque. J'ai dit leur prix modique et la faciliter de les remplacer.

7° Attendre un instant avant d'injecter, et s'il

*sourd du sang par l'aiguille ou si le malade ac-
cuse de la douleur, repiquer ailleurs ;*

Petits Accidents immédiats. Dans le cas où la piqûre est douloureuse profondément, c'est qu'on a *blessé quelque nerf* ou filet nerveux ; s'il vient du sang, c'est qu'on a *lésé un vaisseau* (1). On distingue facilement si on est dans une veine ou dans une artère, à la façon dont le sang s'écoule ou à sa couleur. Il arrive pourtant quelquefois qu'on tombe dans une ancienne piqûre, ayant formé une hémmorrhagie profonde en sorte d'infarctus ; on voit alors sortir du sang mélangé de gouttelettes graisseuses ; l'huile maintient en effet pendant fort longtemps le sang fluide.

Embolie pulmonaire. Dans l'un comme dans l'autre cas, il faut d'ailleurs s'abstenir d'injecter, car le liquide, pénétrant dans une veine, arrive brusquement au poumon et forme en quelque sorte une embolie s'accompagnant de toux, suffocation, dyspnée, syncope même. Il faut s'arrêter dès que le malade accuse un picotement à la gorge et l'odeur du médicament. C'est un accident qui arrive d'ailleurs en moyenne une fois sur vingt piqûres et même au milieu d'une injection très bien commencée, soit qu'on enfonce ou déplace l'aiguille involontairement, soit qu'on distende les tissus ou rompe quelque vaisseau. Quelquefois, c'est brusquement au premier mouvement du malade qui se relève. On peut

(1) Je renvoie, pour l'exposé plus détaillé des accidents, au chapitre III.

accentuer ou provoquer même parfois l'accès en pressant sur la piqûre après l'injection.

Les malades accusent différemment le début de l'accident : les uns éprouvent un picotement de la pituitaire avant même de sentir l'odeur du gaïacol, d'autre un frémissement dans la langue, certains se sentent la bouche pleine d'huile : il y a alors sensation gustative avec salivation, et l'interprétant mal, ils prétendent avoir la bouche pleine d'huile. Après ces symptômes préliminaires, un picotement ou une brûlure du larynx et des bronches provoque de violents accès de toux parfois suivis de vomissements.

Aura céphalique. Il est moins facile d'expliquer comment certains malades, soit au milieu de l'injection, soit vers la fin, disent que « cela leur monte à la tête. » Ils sont subitement pris de vertige, de bourdonnements d'oreilles, de pâleur, puis de rougeur de la face et de céphalalgie durant parfois plusieurs heures. Il ne s'agit pas là de simple effet nerveux ou psychique, car les malades ne sont nullement prévenus de cet accident, qu'il leur est arrivé à tous au moins une fois et que je l'ai vu chez des gens très pondérés. Ce n'est pas non plus un phénomène d'anémie cérébale dû au changement brusque de position, puisque des malades l'éprouvent allongés. C'est quelque chose comme une aura. Les malades disent « ma tête éclate », cela monte brusquement comme une bouffée et la douleur de tête est immédiate. D'autres fois, mais plus rarement le malade accuse un frémissement de tout le corps.

Durée des petits Accidents Aucun de ces accidents n'est d'ailleurs bien sérieux, et en général quelques minutes suffisent à tout remettre en état. J'ai vu cependant une malade qui, chaque fois que le liquide lui montait à la gorge était prise de fièvre intense avec hyperthermie, dyspnée, pendant deux jours. La plupart des autres demeurent courbaturés, abattus le reste de la journée et même le lendemain. C'est quand l'injection a pénétré dans une veine que se produisent ces accidents, et il y a sûrement phénomène d'embolie pulmonaire, car cette toux, cette suffocation se produisent même avec une injection d'huile seule. Leur intensité est simplement exagérée quand il y a adjonction de gaïacol ou autre médicament.

Moyen de les atténuer Une fois j'ai dû arrêter cette pénible impression par quelques inhalations d'éther, chez la malade de qui je parlais plus haut. D'habitude il suffit de recommander au malade de retenir sa respiration ou de respirer par le nez pendant quelques secondes pour empêcher l'accès. Mais quand la toux a commencé il est difficile de l'arrêter. Un grog chaud rend alors des services.

Il va sans dire que la durée et l'intensité de l'accès sont en rapport avec la quantité d'huile injectée.

Cas mortel. J'ai parlé déjà d'un cas mortel survenu à l'Hôtel-Dieu, après injection de gaïacol irritant. La malade avait éprouvé la montée à la gorge et avait reçu 10 centimètres cubes de gaïacol à 5 0/0. A l'autopsie le poumon présentait un état congestif intense, généralisé, avec ecchymoses sous pleurales et œdème. Ce cas a d'ailleurs été signalé par Pignol. Il tendrait à montrer qu'il y a bien là embolie.

Les lapins à qui on injecte dans les veines de l'huile gaïacolée ou non n'en reçoivent qu'une très petite quantité avant d'expirer.

Piqûre dans la cuisse. Il est remarquable, mais la chose s'explique par la moindre vascuralisation de la région, que l'huile monte exceptionnellement à la gorge quand la piqûre est faite à la partie externe de la cuisse, où certains malades se piquent eux-mêmes ; mais la gêne est plus grande et la fesse reste le lieu d'élection des piqûres.

Je dis la fesse, car il faut pouvoir ne pas piquer toujours au même point, à cause de l'induration des tissus et des hémorrhagies profondes qui facilitent l'absortion brusque et la suffocation. Voilà pourquoi pour les piqûres quotidiennes le sillon rétrotrochantérien est recommandé à tort.

D'une manière générale les piqûres ne laissent qu'un peu de courbature musculaire dans les fesses et les jambes, pendant les premiers jours. Les malades s'y habituent vite.

8° Ajuster la seringue et injecter très lentement, en la tenant bien droite pour éviter de faire faire des plis à la peau, et demander fréquemment au malade si l'injection n'est pas douloureuse dans la profondeur ou si le liquide ne lui monte pas à la gorge; en cas d'affirmative, repiquer ailleurs;

Ces recommandations sont surtout destinées à éviter les accidents dont je viens de parler, parce que souvent une injection bien commencée provoque bientôt une douleur ou un accès de toux.

La Douleur. En ce qui concerne la douleur, il est important que le malade désigne bien s'il s'agit d'une douleur superficielle ou d'une douleur profonde. Dans le premier cas, il s'agit seulement en effet d'une mauvaise position de l'aiguille, qui fait faire un pli à la peau et pince le malade, douleur sans importance et facile à éviter, tandis que dans le second, il y a blessure de quelque filet nerveux et menace, à cause du voisinage, de crever quelque branche vasculaire.

Blessure de nerfs. Le plus souvent dans le premier cas la douleur n'est pas locale : elle siège presque toujours très loin du lieu de la piqûre, au niveau de la hanche, du trochanter, de la cuisse (partie postéro externe), du genou, même du pied, suivant la hauteur de la piqûre dans la région fessière.

Blessure de veines. Un phénomène curieux à signaler est la formation de *varices superficielles transitoires.* Cela se produit quelquefois vers la fin de la piqûre, le plus souvent au moment où on retire l'aiguille, cependant je l'ai observé dès le début, et il m'a paru dans tous les cas que la présence d'une goutte de liquide gaïacolé était nécessaire.

Voici de quoi il s'agit : les veines superficielles sont généralement à peine visibles, or, au moment où on en pique une, on la voit subitement grossir, se gonfler, dessinant sur une étendue de 3 à 4 centimètres autour de la piqûre des sinuosités violacées, atteignant parfois le volume d'une noix et durant d'un quart d'heure à une demi heure. Elles donnent lieu à une petite hémorrhagie quand on retire l'aiguille, ne sont pas douloureuses et disparaissent après quelques instants de compression en laissant une petite ecchymose.

En vertu de quelle action se produisent ces varices ? Est-ce le trauma sur la veine ou l'action du gaïacol qui produisent cette paralysie localisée de la paroi veineuse ? Je ne sais, mais c'est bien un phénomène rentrant dans les propriétés vasodilatatrices du gaïacol signalées par Devauchelle. (1)

En tout cas ce phénomène est très intéressant, car il explique comment on peut injecter dans les veines profondes. Cette action vasodilatatrice locale doit en effet s'exercer sur les veines profondes, car il serait difficile de s'expliquer comment l'ai-

(1) *Devauchelle*. Loc cit, p. 26.

guille toujours perpendiculaire à la direction du vaisseau pourrait si souvent s'arrêter juste dans une veine. De plus les veines de la région sont toutes fines et l'orifice déférentiel de l'aiguille taillé en biseau est plus long que leur diamètre. Si on admet que le vaisseau touché ou prochain subit l'action vasodilatatrice du gaïacol on s'explique aisément que l'aiguille puisse verser goutte à goutte son contenu dans la veine variqueuse.

Bien plus, le sang stagne à ce moment dans l'intérieur du vaisseau, comme il est facile de s'en convaincre sur les veines de la superficie où la compression en aval ne provoque pas d'augmentation de volume ; et comme ce sang reste fluide, il se mêle sur place à l'huile, quitte à l'entraîner brusquement, au premier mouvement, dans la circulation générale. Ceci explique comment des malades qui n'avaient rien éprouvé pendant toute la durée de l'injection se trouvent subitement suffoqués dès qu'ils se lèvent.

D'une manière générale, il y a lieu d'injecter toujours très lentement, parce que le liquide arrivant goutte à goutte distend moins les tissus (1) et peut passer dans la circulation sans provoquer les accidents bruyants dont j'ai parlé, mais je crois qu'il faut tout particulièrement le recommander et le pratiquer chez les malades variqueux naturelle-

(1) Voir pour l'action des injections sur les tissus le chapitre V.

ment et chez les femmes enceintes, d'après ce qui se passe du côté des veines (voir page 91).

9° Poser la seringue; retirer brusquement l'aiguille, la rejeter dans la solution antiseptique; laver de nouveau la région avec le tampon et presser avec lui la piqûre pour empêcher l'issue de sang ou le regorgement d'huile;

Pour retirer l'aiguille

Quand on retire l'aiguille, il y a presque toujours, sous la pression intérieure, reflux d'huile par le trajet, souvent même mélangée de sang. Ceci se produit surtout quand le malade a depuis longtemps reçu des piqûres fréquentes et que la région est sclérosée; le trajet de l'aiguille à travers les tissus qui ont perdu leur élasticité reste béant. C'est pourquoi il faut retirer brusquement l'aiguille et presser sur l'orifice de la piqûre avec le tampon en imprimant à la peau des mouvements de va et vient pour rompre le parallélisme des bords de la plaie.

Le sang qui reflue plus ou moins dans ces cas est mêlé d'huile s'il vient de la profondeur; il est pur s'il vient d'une veine superficielle.

Si on n'empêchait pas le reflux de l'huile, il pourrait s'en perdre ainsi par regorgement plus de la moitié, chez les malades souvent piqués.

10° Appliquer sur la piqûre une goutte de collodion riciné; laisser sécher; puis essuyer soigneusement les instruments après s'être assuré de la perméabilité de l'aiguille.

Obturation de la piqûre.

Le lavage après la piqûre assure l'antisepsie de

la petite plaie ; le collodion l'obture et l'abrite des infections ultérieures. Il n'est point nécessaire de se servir de collodion salolé, iodoformé ou autrement rendu antiseptique, je ne m'en sers jamais et n'ai jamais d'accidents, seulement il est indispensable d'avoir du collodion élastique. L'ordinaire, en se rétractant, plisse, gerce la peau et provoque un peu d'érythème sur ses bords.

Quand il y a hémorrhagie ou reflux d'huile, il faut surtout comprimer, et ne pas compter sur le collodion pour les arrêter. La pellicule se soulève en effet en ampoule et se décole vite. On peut, ce que j'ai fait souvent, appliquer avec le collodion un souffle de ouate, il se forme dans ce cas, une couche plus épaisse qui peut s'opposer, surtout à cause de sa largeur, au reflux intérieur ; mais comme il faut l'appliquer fort large et épaisse, il y a gêne ; mieux vaut la compression digitale.

Après l'opération, il est nécessaire de s'assurer de la perméabilité de l'aiguille en y faisant passer quelques gouttes d'huile, car une goutte de sang y remonte presque toujours qui l'obturerait. On peut avant de la replacer y laisser un fil métallique.

Telles sont les minutieuses explications que je laisse à la personne qui doit pratiquer la piqûre au malade dans sa famille, après l'avoir fait opérer une ou deux fois en ma présence. Les commentaires que j'y ai joints en montrent l'importance et puis la meilleure justification de la naïveté de certaines recommandations, de la longueur des explications, c'est d'abord que ces conseils ne s'adressent pas à des médecins, et surtout que c'est grâce à leur stricte observation que je n'ai pas eu un seul abcès à enregistrer. Encore que maints médecins, et non des moindres, pour avoir négligé ces minuties, aient condamné ce mode de traitement à cause des abcès !

Sans adopter la formule casuiste « la fin justifie les moyens » dans toute... son ampleur, j'éprouve une certaine satisfaction à songer que mes conseils trouvent leur justification dans les résultats obtenus.

CHAPITRE III

Statistique

Résultats et Accidents chez l'homme

Tuberculoses, affections bronchiques et gaïacol.
Groupement des malades par périodes. — Hérédité.
Accidents immédiats et consécutifs des injections.
La réaction. — Effets généraux : Gaïacolisme et gaïacolo-
manie, forces, appétit, embonpoint, toux, crachats.
Gaïacol et bacilles. — Durée de traitement ;
malade et médecin ; patience et persévérance.

Comme je l'ai expliqué au début de ce travail, j'ai pu prendre seulement les observations de 112 malades assez complètement pour en tirer une statistique ; mais les autres m'ont été cependant utiles pour établir les résultats et les lois générales du traitement.

Chez ces 112 malades rigoureusement suivis, il s'agit d'affections pulmonaires diverses et de quelques autres, comprenant :

89 tuberculoses pulmonaires à tous les degrés,
3 cas de catarrhe chronique avec emphysème,
2 cas de dilatation bronchique,
7 cas de catarrhe passager ou périodique à sécrétions pneumococciques plus ou moins pures,
1 cas de gangrène pulmonaire,
1 cas de péritonite tuberculeuse infantile,
1 cas de méningite tuberculeuse infantile,
3 cas d'adénite cervicale,
1 cas d'adénopathie trachéobronchique.

J'ai fait enfin des injections huileuses gaïacolées avec excellent résultat à des neurasthéniques, chez qui les glycérophosphates de chaux et de soude n'avaient rien donné, à une chlorotique et à plusieurs anémiques.

Tous ces malades ont reçu des injections huileuses, surtout gaïacolées ; je n'ai pas à revenir sur les modifications de formules que j'ai déjà commentées et qui seront, selon besoin, indiquées dans quelques observations. Je ne pouvais pas non plus, voulant conserver à mon travail sa forme de simple brochure, publier les observations de tous les malades, je me suis donc borné à ne citer ici que les plus intéressantes, groupant les autres de façon à en tirer simplement les faits généraux.

Tuberculose pulmonaire. — Pour plus de commodité, j'ai groupé mes malades par périodes, les catégorisant, au moment où ils commençaient le traitement, de la manière suivante :

1° Malades observés à la première période ;

2° Malades se présentant à la seconde période ;

3° Malades entrepris à la troisième période ;

4° Malades arrivés déjà à la quatrième période ; tous suivis régulièrement dans leur évolution.

1er degré.

La **première période** correspond à l'infiltration tuberculeuse plus ou moins insidieuse, longtemps latente et insoupçonnée, ne se manifestant que par l'anémie, la faiblesse générale, des troubles gastriques, rarement des hémoptysies, peu ou point de toux, sèche et comme de la gorge, de sorte que l'affection n'attire ni l'attention du malade ni celle du médecin non spécialiste.

Symptômes.

On trouve à ce moment de la submatité, parfois à peine perceptible, l'inspiration rude, une diminution du murmure à un sommet, l'expiration prolongée et des saccades respiratoires, tous signes parfois faibles et qu'il faut chercher ; les saccades respiratoires existent souvent seules et les premières, seulement on les observe aussi chez les nerveux et les hystériques, mais alors avec intermittences.

Nombre de malades traités.

J'ai eu l'occasion de traiter 7 malades à cette période de leur affection. La plupart venaient se consulter pour de la gastralgie ou de l'anémie, deux d'entre eux venaient cependant se faire ausculter quoique n'ayant que de vagues faiblesses et des troubles digestifs, parce qu'il y avait des antécédents dans la famille.

Soumis aux injections de gaïacol seul ou associé à l'iodoforme ou à l'aristol, six de ces malades sont aujourd'hui parfaitement portants ; le septième était un héréditaire qui mourut rapidement de phtisie laryngée après deux ans de guérison apparente.

On les piquait quotidiennement ou tous les deux jours d'une dizaine de centimètres cubes d'huile médicamenteuse, car ici la dose peut être forte sans crainte de réaction, puisque l'organisme n'est pas encore imprégné de toxines tuberculeuses et qu'il n'y a pas de fièvre.

L'amélioration est alors toujours très rapide et le réveil de l'appétit étonnamment prompt : une fois, entre autres, à partir de la première piqûre, sans qu'il se soit jamais démenti depuis, chez un enfant de 8 ans qui n'avait jamais eu faim jusqu'alors et n'avait jamais mangé de viande, l'appétit devint presque instantanément vorace ; il y a plus d'un an qu'on ne le pique plus et il l'a conservé. C'est un cas comparable à celui que cite parmi tant d'autres le Dr Chéron. (1)

Le plus souvent, dans cette période, le gaïacol seul à 10 0/0 suffit, mais quand on se trouve en face d'un tempérament un peu strumeux, l'iodoforme et l'aristol offrent un excellent moyen

(1) *Chéron.* Technique des transfusions hypodermiques de sérum artificiel. In Revue médicochirurgicale des maladies des femmes, p. 527, no du 25 sept. 1894.

d'administrer l'iode, et le relèvement est plus rapide. On est parfois stupéfait de la rapidité avec laquelle s'éveillent chez les malades une activité et une énergie vitale qu'on ne leur soupçonnait pas. Ces phénomènes généraux, d'ailleurs, s'observent encore à la deuxième période.

2ᵐᵉ degré. Cette **deuxième période** présente des symptômes qui commencent à attirer l'attention du malade et du médecin sur la poitrine. C'est le summum de l'évolution du tubercule cru, le commencement de sa fonte. Les tubercules entrent dans leur période d'activité.

Symptômes. Les hémoptysies paraissent être surtout de cette période ; la toux est sèche, fatigante, quelques crachats paraissent, spumeux et blancs, et il est rare d'y trouver des bacilles. L'anémie et la faiblesse sont un peu accentuées, il n'y a pas amaigrissement très sensible, mais on voit déjà en général paraitre quelquefois des sueurs matutinales.

Il y a de la matité, une rudesse d'inspiration, quelquefois une expiration prolongée plus ou moins soufflante, des râles crépitants perçus le plus souvent à la fin de la toux dans une profonde inspiration, et souvent pour cela méconnus ; résonnance de la voix, augmentation des vibrations thoraciques et assez souvent quelques frottements pleuraux.

On ne peut pas déterminer, faute d'observer à temps, la durée de la première période, qui est en quelque sorte la période d'incubation de la tuber-culose, et quelques malades restent d'ailleurs toute leur vie à ce degré.

Durée. Mais déjà on peut avoir des renseignements à propos de la seconde qui a presque toujours donné l'éveil de bonne heure, et on la voit normalement fort longue lorsqu'il ne s'agit pas d'héréditaires, avec des rémissions et même des guérisons sponta-nées. Il n'est pas rare, en tout cas, de voir des malades conserver leur activité et leur embonpoint avec toutes les apparences de la santé jusque dans la troisième période.

Mais tandis que tout à l'heure nous n'avions à enregistrer que des succès, puisqu'au bout de 3 ans, 2 ans et 1 an, six des malades traités à la première période ne sont point passés à la seconde, nous commençons à en voir ici déjà davantage perdre pied et passer aux périodes suivantes.

Nombre de malades traités C'est ainsi que sur 21 malades entrepris à cette période, 8 peuvent être considérés comme guéris, ayant repris leur vie ordinaire depuis 18 mois à 3 ans sans avoir jamais eu de rechutes ; 6 sont en voie d'amélioration ; 5 évoluent vers la période suivante malgré le traitement et 2 sont morts.

Guéri-son ; sens relatif. Il s'agit, avant de poursuivre, de bien s'entendre d'abord sur la valeur du mot *guérison* et de lui attacher un certain sens restrictif, car outre que les malades dont je parle ne sont *guéris* que depuis un temps relativement court, ce qu'on ne manquera pas d'objecter, nous ne pouvons jamais affirmer que cette *guérison*, constante à peu près au premier degré, fréquente au second, rare au troisième, soit absolument complète. Ce n'est peut-être qu'une rémission, un retour à la période latente, car les bacilles persistent dans les tubercules guéris, cicatrisés ou calcifiés, avec leur virulence ordinaire, attendant sûrement une occasion favorable de reprendre leur évolution, comme l'ont démontré les expériences de Ziemssen, Ollivier, Loomis, etc. On a simplement équilibré la nutrition cellulaire en face de l'ennemi, état qui peut fort heureusement durer un temps indéfini, mais on n'a pas tué le bacille, car on ne saurait trop faire ressortir qu'aucun des antiseptiques injectés ne peut agir contre lui à dose non toxique pour l'organisme. Je sais bien que les expériences de MM. Charrin et Carnot (1) sur les localisations des produits injectés dans les tissus malades, pourraient à la rigueur donner une certaine valeur à l'hypothèse de l'action antibacillaire des injections, mais le gaïacol, l'iodoforme et les autres s'éliminent bien promptement.

Aussi bien pourrait-on dire que nous ne guérissons pas nos malades dans le sens absolu du mot, mais que nous les mettons seulement en état de

(1) *Charrin* et *Carnot*. Les lésions confèrent aux tissus l'aptitude de fixer les substances dissoutes. Acad. des sc., 13 août 1894.

résister à leur ennemi, et que ce que nous devons surtout leur apprendre, comme le dit si excellemment mon ami le Dr Knopf, (1) dans son beau travail sur le régime des sanatoria, c'est de ne pas rechuter.

3e degré Abordons maintenant l'examen des malades traités à la **troisième période**. Leur nombre est le plus grand, ce qui tient autant, comme le disait M. Grancher (2) dans une récente leçon, à l'inertie coupable des médecins qui laissent s'aggraver l'état des malades (d'ailleurs très consciencieusement, puisque la tuberculose est pour eux comme pour tout le monde incurable), qu'à leur ignorance des symptômes précoces de cette affection. C'est en effet presque toujours quand il n'est plus temps d'agir efficacement que la plupart des médecins commencent à faire un diagnostic précis.

Symptômes. Dans cette période, l'état général commence à être fortement ébranlé. On voit cependant certains malades, avec des hémoptysies répétées, une énorme quantité de crachats et de bacilles, des signes de cavernes non équivoques, conserver un certain embonpoint et des apparences de santé pendant plusieurs années. Certes, ils sont excep-

(1) *Knopf*, Les Sanatoria ; traitement et prophylaxie de la phtisie pulmonaire. Thèse, Paris, 1895.

(2) *Grancher*. Le diagnostic précoce de la tuberculose pulmonaire. In Bulletin médical, 20 juillet 1895, p. 647.

tion ; ce sont surtout des arthritiques, à tuberculose fibreuse retardée, souvent des vieillards. Le plus souvent, au contraire, l'amaigrissement s'accentue, rapide et menaçant, surtout si l'estomac devient défaillant, ce qui est la règle à peu près ; les sueurs nocturnes aident encore à l'affaiblissement général, pendant que la toux spasmodique, souvent accompagnée de vomissements alimentaires, les quintes nocturnes, les crachats abondants du matin, maintenant purulents et caractéristiques, achèvent d'accabler le malade. De temps à autre déjà la fièvre paraît le soir, présage alarmant.

L'auscultation donne alors la perception des râles humides, bulleux, des craquements, des signes caverneux, et montre que les lésions ont quitté le sommet pour empiéter sur une plus grande étendue de parenchyme pulmonaire. La surface perméable a diminué, mais elle n'est pas forcément proportionnelle à l'état général du malade. Ainsi tel qui a un poumon entièrement imperméable avec l'autre sommet pris, conserve une santé relative et engraisse au traitement, quand tel autre, avec un seul lobe pris, reste au lit fébricitant et en état irrémédiable. L'hérédité joue ici un grand rôle.

En somme les conditions générales de nutrition sont mauvaises et si on peut encore voir rétrograder au deuxième ou au premier degré des malades, par transformation fibreuse ou cicatrisation des lésions, quand on les prend au début de cette période (la calcification est plutôt de la deuxième période) ; si on en peut maintenir quelques autres à ce degré pendant plusieurs années, la majorité évolue malheureusement et marche fatalement à la quatrième période et à la mort. C'est bien d'ailleurs ce qu'expriment les chiffres suivants :

Nombre de malades traités.   Sur 43 malades soumis à cette période au traitement, on compte 7 guérisons se maintenant depuis plus d'un an au moins; 4 stationnaires; 13 cas évoluants et 19 morts.

On peut dire cependant qu'à cette période la survie est possible, et qu'il est même parfois permis de connaître *à priori* les cas qui donneront des résultats satisfaisants. Les 19 morts étaient ici, ou bien des héréditaires (8), ou bien des fistuleux (4), ou bien des gens mal soignés et incapables de suivre les prescriptions hygiéniques du traitement ou bien s'y refusant. Tel le cas d'un jeune homme de 34 ans, d'ailleurs héréditaire, qui avait réussi, parce que sa maîtresse se plaignait de l'odeur gaïacolée de son haleine, à éliminer, par l'urine, en moins d'une heure, tout le gaïacol de l'injection, en ingérant immédiatement après une ou deux carafes d'eau. « Comme cela, j'en suis très vite débarrassé », disait-il. Faut-il ajouter qu'un mois après le début du traitement il s'alitait pour ne plus se relever ? Et cependant son état général, au début, laissait quelque espoir.

Quelques malades sont particulièrement inté-

Fistules

ressants. Tel le cas d'une jeune fille de 18 ans, habitant les environs de Paris, qui, au début du traitement, pesait 90 livres, avec une taille de 1^m75, était d'une faiblesse telle qu'on la portait d'un lit dans un autre et qu'on la promenait au jardin couchée dans une voiture, et qui, au bout de six mois, pesait 128 livres, avait repris une vie active et un superbe appétit. En même temps, les lésions secondaires du poumon droit et les signes cavitaires du sommet gauche avaient rétrocédé au point de disparaître à droite et d'être à peine perceptibles à gauche. Dans le courant du septième mois (printemps 1894), cette malade vint à Paris, déjeuner chez une parente, dans un quartier où sévissait la fièvre typhoïde ; malgré des observations elle voulut boire de l'eau de la maison, sous prétexte qu'elle avait eu déjà la fièvre typhoïde à 10 ans; dix jours après elle s'alitait. La fièvre typhoïde fut absolument typique, avec taches, hypertrophie de la rate, courbe, durée et bacilles d'Eberth dans les selles. On avait cessé les injections de gaïacol pendant une quinzaine de jours avant la contamination, je les fis reprendre pendant toute la durée de la maladie, et fus même surpris du service qu'elles pourraient rendre dans ces cas comme régulateur de la température. Dès que la température montait, on faisait une injection de 4 à 5 centimètres cubes, et la réaction se produisant immédiatement l'abaissait de 2 à 3 degrés ; un jour même que le thermo-

Gaïcol régulateur de la température dans la fièvre typhoïde.

mètre marquait dans l'aisselle 40°, on fit une injection de 10 centimètres cubes de gaïacol à 100/0 ; il y eut alors abaissement à 34° 8 avec ralentissement du pouls, menace de collapsus, cyanose fort inquiétants, que des piqûres d'éther et de caféine firent heureusement cesser. On fut toujours très prudent depuis. On avait néanmoins réussi par une piqûre matin et soir à maintenir la malade aux environs de 38. Il est remarquable que la réaction à la piqûre se faisait toujours avec abaissement de température, aussi bien dans le stade de frissons que dans le stade de sueurs.

La fièvre typhoïde évolua donc normalement et la malade ne pesait plus à son premier lever que 110 ; c'était encore un bénéfice sur le poids du début, mais les lésions avaient repris et il fallait tout recommencer. Pendant près de six mois, je n'espérais plus les voir s'amender de nouveau, malgré le traitement intensif et les excellentes conditions d'hygiène et de régime qui entourent la malade, quand enfin les lésions du sommet droit s'atténuèrent de nouveau, pendant qu'à gauche, quoique plus étendues qu'au début, elles restaient stationnaires. L'appétit revint au bout de quelques mois, et le poids est aujourd'hui de 130 livres (1), avec excellentes apparences, grande vivacité. Mais

(1) Au 1er juillet 1895. Actuellement la malade ne se soigne plus depuis un an, à cause de phénomènes de saturation, gaïacolique, et reste stationnaire.

le poumon gauche est toujours malade, la toux et les crachats assez abondants avec autant de bacilles qu'au début. Quoique nous soyons à 14 mois de la fièvre typhoïde, c'est certainement à cet accident qu'il faut attribuer la recrudescence de la tuberculose et la lenteur du rétablissement définitif.

Persistance des bacilles. Ce fait est encore particulièrement intéressant parce qu'il montre que les bacilles persistent malgré le gaïacol, l'iodoforme et l'aristol qui furent longtemps alternés chez la malade, qui a reçu aujourd'hui environ 1500 injections. Au début, en effet, et pendant la convalescence de la fièvre typhoïde, une injection de 1 centimètre cube de gaïacol à 10 % lui donnait une violente réaction, je la fis donc piquer 6 à 8 fois par jour avec 1/2 centimètre ; peu à peu les forces de la malade revenant, on augmenta progressivement la dose, en même temps qu'on diminuait le nombre de piqûres, pour arriver à donner sans réaction 10 centimètres d'un seul coup au bout de deux mois.

Phénomènes de saturation gaïacolique. Un autre enseignement doit être tiré de ce fait ; c'est qu'au bout d'un certain temps quelques malades peuvent présenter des phénomènes de saturation, je dirais presque d'intoxication par le gaïacol. Notre jeune malade en effet dut, à deux reprises déjà, cesser absolument toute piqûre au gaïacol, car elle éprouvait des nausées, même avec une faible dose, et un malaise général. Ces phénomènes n'étaient bien dus qu'au gaïacol, puisqu'ils arrivaient à un moment où la malade ne recevait plus ni iodoforme ni aristol depuis plusieurs mois, et que la reprise du gaïacol les provoquait de nouveau. Pour ne point cesser de traiter la malade, je lui fis pendant quelques temps injecter une solution de naphtol camphré à 25 0/0 dans l'huile. Elle la supportait fort bien, et ce répit de gaïacol lui permettait de se remettre et de le reprendre plus tard. Ces phénomènes de saturation au gaïacol se sont présentés au bout de quinze mois de piqûres quotidiennes ; ils la reprirent plusieurs fois depuis.

C'est une des malades que je compte comme stationnaires. Son observation si intéressante est une démonstration péremptoire de ce que peuvent des soins intelligents, assidus, soutenus, et le régime, sur la tuberculose même avancée, car il ne faut pas se faire d'illusion sur l'action antibacillaire du gaïacol puisque les bacilles pullulent comme aux premiers jours dans ses crachats. Mais les injections l'ont soutenue, tonifiée, nourrie, puis-je dire, en songeant à la quantité d'huile qu'elle a absorbée ainsi et qui est d'au moins 10 kilos. Ajoutons que la malade vit continuellement au grand air et suit, dans une famille intelligente comme on en voit peu, le régime de sanatorium. Si on trouvait souvent ces conditions de milieu, il y aurait avantage énorme à maintenir le malade dans sa famille pendant toute la durée du traitement. J'ai toujours eu à me louer d'avoir agi ainsi en faisant bien comprendre, quand cela se pouvait, au malade et à son entourage, la nécessité des plus minutieuses prescriptions d'hygiène et de régime, aussi les envoyais-je toujours s'installer dans les environs de Paris, pour s'y soumettre au traitement de sanatorium chez soi.

Je veux encore citer parmi ces malades une petite fille de 3 ans, tuberculeuse caverneuse, crachant comme une grande personne des crachats purulents, pleins de bacilles, et qui, en cinq mois de piqûres au gaïacol à 10 0/0 avec aristol, fut complétement guérie, sans avoir un seul jour quitté Paris. Il y a aujourd'hui deux ans que son état se maintient; elle a eu la rougeole l'année dernière sans complications pulmonaires, mais suivie d'otite dont elle s'est remise pour le moment.

4e degré La **quatrième période** de la tuberculose pulmonaire constitue la période de consomption, de phtisie proprement dite. C'est la période ultime, **Symptô-** de résorption, de fièvre, de cachexie, on pourrait **mes.** l'appeler la *période du lit,* car dès que le malade y entre, il n'en sort plus. Voilà pour l'état général. L'état local n'est que l'exagération et l'extension des signes cavitaires et congestifs de la troisième période, avec l'asphyxie et l'intoxication chronique en plus. Sa durée est en moyenne de quelques **Durée** semaines, et, bien que le traitement, injection d'huile pure, par son action tonique et nutritive, réussisse parfois à prolonger quelque temps les malades, c'est la série noire.

J'ai entrepris, un peu par pitié, un peu par curiosité, de piquer à cette période 18 malades; j'ai 18 morts à enregistrer; mais cependant il faut dire qu'indépendamment de la période de mieux par suggestion, qui dure de 48 à 60 heures au début du traitement, j'ai remarqué que l'huile injectée avait réellement une action nutritive, même chez ces malades cachectiques, malgré l'affaissement qui suit toujours la réaction à la piqûre dans cet état. Une fois même que cette réaction n'était pas trop forte, j'ai injecté régulièrement pendant quinze jours jusqu'à 40 centimètres cubes d'huile dans la journée, et malgré son état avancé, la malade avait repris meilleure mine et était arrivée déjà à pouvoir supporter une alimentation très légère, quand elle eut un pneumothorax du côté le moins mauvais (c'est un accident que j'ai d'ailleurs observé quatre fois) et mourut en 48 heures.

Pneumo-thorax

Je citerai à l'avantage de la solution de thymol cristallisé à 5 0/0 dans l'huile d'olives, l'observation d'une de ces malades. C'est une femme de 28 ans, arrivée au dernier degré quand je la vois. Son médecin lui a fait appliquer deux vésicatoires permanents depuis un an sur la poitrine. Ce qu'il aurait dû prévoir est arrivé; les plaies furent contaminées de bacilles par les mains de la malade qui se pansait elle-même et crachait toute la journée

Thymol et tuber-culose externe.

dans son mouchoir. Ceci fait en particulier ressortir combien, si le traitement qu'appliquent presque tous les médecins aux tuberculeux est moins qu'anodin, leurs prescriptions d'hygiène sont nulles. Quand je l'examine, elle porte deux énormes tumeurs ulcérées et caséeuses au niveau de la troisième côte de chaque côté ; os, périoste et cartilage sont pris; les bacilles pullulent dans le pus très abondant. Cette supuration est tarie en quinze jours et les plaies détergées s'affaissent par l'application permanente de la solution de thymol ci-dessus, et la cicatrisation commence quand la malade meurt, au bout d'un mois et demi.

Cette même solution m'avait d'ailleurs donné aussi de bons résultats dans le pansement des fistules anales qu'elle tarissait un peu sans les fermer. On en imprègne un tampon d'ouate hydrophyle qu'on laisse cinq heures et qu'on remplace.

Je me suis borné à signaler, parmi les 89 observations de ces tuberculeux, celles seulement qui portent un enseignement ou présentent un intérêt particulier. Il aurait été fastidieux d'agir autrement, tant le tableau clinique des phtisiques est malheureusement connu. D'autre part, je veux conserver à ce travail un volume restreint et n'en faire qu'un exposé condensé des grandes lois du traitement et des idées générales qui découlent des faits.

Mais pour résumer ce qui précède et faire saisir dans leur ensemble les résultats obtenus chez les tuberculeux, nous avons groupé les chiffres en tableaux.

Récapitulons donc ici les résultats par périodes :

CLASSEMENT	1re Période	2e Période	3e Période	4e Période
Total : 89 tuberculeux..	7	21	43	18
Guérisons	6	8	7	»
Stationnaires.	»	6	4	»
Evoluants	»	5	13	»
Morts	1	2	19	18

Ce tableau en dit plus que tous les commentaires.

Les chiffres sont pris sur une période de 4 ans, de juillet 1891 à juillet 1895.

Nécessité de diagnostic précoce. Je préfère laisser ainsi les résultats groupés par périodes plutôt que de donner un pourcentage sur les 89 malades traités, car ce tableau fait mieux ressortir les chances de guérison que peuvent avoir les malades, suivant leur état, et met surtout en relief la nécessité de faire, comme le demande M. le professeur Grancher (1), le diagnostic précoce de la tuberculose pour pouvoir appliquer de bonne heure un traitement énergique efficace.

Hérédité. Je puis, à titre de renseignements au sujet de

(1) *Grancher*. Loc. cit.

l'hérédité, donner les chiffres suivants qui ne manquent pas d'importance et montrent la difficulté de guérir les tuberculeux de souche.

Il est nécessaire d'insister ici sur la valeur du mot *héréditaire* qui signifie simplement qu'il y a eu chez le malade des antécédents tuberculeux. Hérédité est donc synomyme de *souche tuberculeuse* et n'implique qu'une prédisposition.

Voici à cet égard les chiffres que nous donne le tableau précédent : il y avait par périodes au 1er juillet 1895 :

CLASSEMENT	1re Période	2e Période	3e Période	4e Période
Total des malades : 89.	7	21	43	18
Héréditaires totaux . .	2	8	19	12
Héréditaires évoluants.	»	5	9	»
Héréditaires morts . .	1	2	10	12
Héréditaires guéris . .	1 (Enfant)	1 (Enfant)	»	»

Il y a là une proportion énorme de malades prédisposés, 41 sur 89, presque la moitié ! Mais cela tient à ce que j'ai pu me procurer des renseignements absolus grâce au genre de malades à qui j'avais à faire, tandis qu'en général on n'en reçoit pas de précis.

Ceci prouve, quand on songe à l'énorme quantité de gens qui sont contaminés, sans devenir malades, que l'hérédité est une fonction extrêmement importante dans la tuberculisation. En se reportant aux statistiques d'autopsies qui donnent plus de la moitié des gens comme tuberculeux insoupçonnés guéris (1), il n'y a rien d'exagéré à supposer que les deux tiers d'entre nous sont tuberculisés. Si dans ceux qui évoluent près de la moitié sont de souche tuberculeuse, on peut conclure à l'importance de la prédisposition, dont la gravité est encore accentuée en considérant les chiffres ci-dessus : Ils montrent en effet le peu de chances de guérison qu'ont les héréditaires, car les 2 portés ici guéris sont des enfants, et font ressortir la marche fatale de leur affection en même temps que l'accélération de l'évolution tuberculeuse chez eux, puisque dans un même temps il arrive à la 4me période, et à la mort, 2 héréditaires sur 3 tuberculeux.

Pleurésie.   J'ai relevé 11 fois la pleurésie dans les accidents éthiologiques des 89 malades, et 5 fois je l'ai vue survenir à titre de complications.

J'attire cependant l'attention sur ce fait qu'au premier degré, il y aurait encore des chances de prolongation, même pour les héréditaires, puisque celui qui est mort put être considéré comme guéri pendant 2 ans, et qu'il mourut de tubercu-

(1) Voir travail de Knopf, loc. cit.

lose laryngée survenue bien longtemps après la disparition des lésions pulmonaires. Peut-être même fut elle provoquée, car il vivait nuit et jour au milieu de poussières de grains et de farines qu'il était chargé de surveiller aux Magasins Généraux.

Phtisie laryngée Deux autres malades pris au 3me degré après une amélioration de plus d'un an faisant espérer la guérison, moururent aussi de phtisie laryngée, c'est une complication des plus funestes ; l'un était héréditaire.

Je n'ai pas besoin d'ajouter que j'ai fondé le diagnostic de tuberculose, quand il y avait expectoration, sur l'examen des crachats et la présence des bacilles. C'est ce qui m'a permis d'éliminer un certain nombre d'affections étrangères à diagnostic parfois difficile dont l'exposé va suivre.

Affections diverses des Bronches. — J'ai eu en outre l'occasion de soumettre au traitement par injections de gaïacol associé à l'eucalyptol ou au myrtol un certain nombre d'affections se répartissant ainsi :

1° *Catarrhe chronique* avec emphysème pulmonaire et secrétions abondantes mucopurulentes avec pneumocoques, streptocoques, staphylocoques, 3 cas ;

2° *Dilatation bronchique* bien nette, signes cavitaires et sécrétion abondante de même nature, 2 cas;

Dans le *catarrhe chronique* avec emphysème et

dans la *dilatation bronchique* les résultats furent très satisfaisants, mais les malades doivent se soumettre à une période de traitement de temps à autre sous peine de voir augmenter les sécrétions et l'essoufflement. Dans tous ces cas-là le myrtol et l'eucalyptol, mais le premier surtout sont les remèdes de choix, en les associant au gaïacol qui tonifie et relève en même temps l'organisme les résultats sont plus durables. Dans ces 5 cas, il s'agissait de malades âgés.

3° *Affection pneumococcique* avec paroxysmes fébriles survenant tantôt tous les 15 jours, tantôt tous les 2, 4 ou 8 mois, avec expectoration, même dans les intervalles, de larges crachats vert pomme clair ou gelée de coing, qui sont des cultures presque pures de pneumocoques.

Cette intéressante affection, qui n'est peut être que le premier degré du catarrhe chronique, s'est présentée chez 7 malades de 22 à 39 ans, dont 4 femmes. Tous avaient été diagnostiqués tuberculeux au 3me degré par leur médecin, surtout à cause des hémoptysies survenues chez la plupart à plusieurs reprises.

Pneumonie à répétition Chez un, même, à la suite de la moindre fatigue, des crachats rouillés pneumoniques apparaissaient sans fièvre aucune et ne renfermant que des pneumocoques. Le malade se rendait très bien compte que les crachats venaient du poumon droit qui, à ces moments, était comme un bloc mat et imperméable comme dans la splénopneumonie, véritable pneumonie à répétition comme on en a cité des exemples.

Cependant d'ordinaire les crachats ne sont pas rouges et ont les caractères que je disais tout à l'heure, tantôt d'un jaune un peu vert, tantôt comme de la gelée de coing un peu jaune, même pendant les poussées fébriles. La fièvre est parfois intense et la dyspnée violente, ce qui facilite encore l'erreur de diagnostic commise à leur sujet ; l'auscultation donne des souffles, des bruits tumultueux et des râles bulleux et sibilants, qui en imposent pour des gargouillements et des bruits caverneux.

Il n'est pas rare même que cette crise, qui peut durer de 8 à 10 jours, se manifeste par des accès de dyspnée paroxystiques, comme asthmatiques. Chez 4 d'entre ces malades il y avait des antécédents rhumatismaux.

Ces 7 malades furent tous notablement et rapidement améliorés par les injections quotidiennes de 10 centimètres cubes de gaïacol à 10 0/0 associé au myrtol à 10 ou à l'eucalyptol et au myrtol chacune à 5 En dehors des poussées fébriles il n'y avait jamais chez eux de réaction, comme si leur organisme ne réagissait que quand les pneumocoques les intoxiquaient et les rendaient fébricitants. En moyenne, au bout de 6 mois de traitement en deux périodes de 4 et de 2 mois séparées par 5 ou 6 mois, ils pouvaient se considérer comme guéris, ne toussant plus, ne crachant plus. Deux femmes et un homme eurent cependant une re-chute au bout d'un an, dans la saison correspondant exactement à la première atteinte.

Il va sans dire que dans ces cas il faut surveiller le cœur et le rein et faciliter l'élimination des toxines.

4° *Gangrène pulmonaire.* — Il s'agit d'une malade de 32 ans, sans antécedents pulmonaires héréditaires ou personnels, qui fut prise d'un ictus, chute et convulsions épileptoïdes, et qui outre une blessure à la tête rapidement guérie, conserva au réveil un point de côté violent au sommet gauche, pour lequel elle consulta son médecin. Il n'y trouva rien d'abord puis déclara au bout d'une dizaine de jours au mari que sa femme devenait poitrinaire.

Je la vois quinze jours environ après l'accident. Elle crache abondamment, des crachats épais, verdâtres ou bruns avec une odeur de sphacèle, que garde l'haleine. La malade tousse beaucoup; deux ou trois fois déjà elle a eu des crachats san-guinolents; elle ne mange plus, a de la fièvre presque continue et maigrit.

A l'auscultation : matité du sommet gauche, craquements, mais très localisés.

L'absence de bacilles dans les crachats, leur odeur, les commémoratifs me font poser le diag-nostic de gangrène pulmonaire limitée. Il s'agissait certainement d'un petit foyer de nécrose résultant de quelque rupture ou infarctus au moment de la chute, par commotion.

Je soumets la malade au traitement hygiénique et diététique et lui fais injecter tous les jours une solution de gaïacol à 10 0/0 avec myrtol 10 0/0 ; je lui fais faire de plus des inhalations d'infusion de thym ou de solution de thymol. Il faut commencer les premiers jours par 3 et 4 centimètres cubes à la fois, à cause de la réaction due à l'état fébrile, puis peu à peu elle supporte des doses progressives jusqu'à 10 et 15 centimètres cubes. Une rigoureuse antisepsie buccale, nasale et intestinale, avec une alimentation d'abord liquide et fractionnée, mais substantielle (pulpe de viande, œufs, laitage, cognac), aident à son rétablissement.

Au bout d'un mois et demi les crachats ont diminué et leur odeur est insignifiante. J'envoie alors la malade à la campagne où on continue les injections et l'alimentation surabondante en y ajoutant la cure d'air, et la malade qui avait déjà engraissé, depuis le début du traitement, de 5 livres, augmente en trois mois de 8 kilos à la campagne. Deux fois elle a eu encore là-bas des hémoptysies légères et ses crachats sont redevenus odorants, mais à son retour à Paris, continuant toujours le traitement, elle ne présente plus au bout d'un mois qu'un peu de rudesse et d'expiration prolongée au sommet malade. Le foyer s'est ainsi complètement détergé et cicatrisé. La malade ne tousse plus, ne crache plus, mange et dort bien. Mais surviennent quelques mois plus tard des phénomènes nerveux pseudotabétiques qui expliquent l'ictus du début. (1)

5° *Pneumonie aiguë*. — Dans deux cas de pneumonie aiguë, j'ai usé des injections de gaïacol, moins contre l'état pulmonaire que pour abaisser la température du malade. J'obtins à ce point de vue chez les deux malades des résultats satisfaisants et les fis évoluer l'un jusqu'à la guérison, l'autre pendant dix jours, au bout desquels sa pneumonie devint infectieuse et l'emporta en 48 heures, en les maintenant aux environs de 38 degrés. Le pouls du dernier ne s'éleva que pendant les dernières heures à 120 et sa température ne dépassa pas 39°. Faut-il l'attribuer au gaïacol ? Ils recevaient le gaïacol seul dans l'huile.

6° *Tuberculose aspergillaire*. — Une malade de 24 ans se présente chez moi le 17 janvier 1894, avec une tuberculose pulmonaire gauche intéressant la paroi thoracique et pour laquelle on lui a fait même à la Salpétrière un grattage des côtes, il y a six mois. Les signes thoraciques sont nets, mais les crachats sont transparents, peu purulents et constamment teintés de rose. Pas de bacilles, mais des filaments mycéliaux articulés qui donnent en culture l'*aspergillus fumigatus*. La malade

(1) J'ai appris depuis qu'elle était morte d'accidents hépatiques alcooliques (?).

élevait dans sa chambre des tourterelles et leur donnait fréquemment à manger entre les lèvres. Aucun traitement n'a modifié les crachats pendant six mois. Ni gaïacol, ni aristol, ni iodoforme n'ont pu relever son état général qui faiblit toujours, et, lasse de tant de vains traitements, la malade cesse de venir. Je ne l'ai plus revue.

Péritonite et méningite tuberculeuses. — J'ai fait à un enfant de 10 mois, atteint de carreau et absolument apathique, pâle, tétant à peine, des injections quotidiennes de 2 et 3 centimètres cubes d'huile gaïacolée à 10 0/0. Au bout de 2 ou 3 jours, il s'éveillait, s'intéressait à ce qui l'entourait et prenait avec ardeur le sein de sa mère ; quinze jours plus tard il se dressait lui-même sur le bras maternel, ce qu'il n'avait jamais fait. Au bout de deux mois, le ventre avait repris sa souplesse et, quoique encore un peu saillant, pouvait être considéré comme guéri.

Le second cas est celui d'une petite fille de 2 ans et demi, présentant des phénomènes aigus de méningite tuberculeuse. Je fis des injections quotidiennes de la même solution qui arrêtèrent quelques jours l'évolution de l'affection, mais ne purent l'enrayer complètement. Ils reprirent bientôt leur intensité première et emportèrent la fillette vers la troisième semaine. C'était le quatrième enfant de la famille mort à cet âge de la même affection. Le père était tuberculeux et la mère candidate héréditaire, mais encore indemne en apparence. Peut-être dans d'autres conditions aurait-on eu un meilleur résultat, car il y a eu là une action réelle de prolongation.

Adénites cervicale et trachéobronchique. — J'ai eu l'occasion de traiter un petit garcon de 10 ans et deux fillettes de 8 et 6 ans, atteints d'adénite cervicale. Tous trois étaient porteurs de tumeurs adénoïdes du nasopharynx, avec hypertrophie amygdalienne, ce qui pourrait donner la clef de l'étiologie de leur affection. Chez le petit garçon : paquet gros comme un œuf, formé par les ganglions sous maxillaires, à l'angle gauche de la mâchoire inférieure, et les ganglions sous auriculaires empiétant sur le sternomastoïdien en arrière ; fluctuation en deux points. Injection tous les deux jours de 5 à 6 centimètres cubes de gaïacol 10, aristol 1 0/0. La suppuration était inévitable, les parents s'opposent formellement à l'intervention du bistouri « à cause des cicatrices ! » Au bout de trois jours un premier point s'ouvre et suinte du pus, culture pure de tuberculose. Je fais appliquer en permanence des tampons d'ouate hydrophile imprégnés d'une solution d'hypochlorite de chaux à 2 0/0. La poche vidée s'affaisse rapidement sans fistule. Le deuxième point fluctuant s'ouvre de la même façon au bout d'un mois et s'affaisse aussi sans fistule, mais la masse n'a pas diminué de moitié. On continue les applications d'hypochlorite dont on dédouble la solution pour éviter un érythème, d'ailleurs très léger qui s'est produit. Il est nécessaire de renouveler fréquemment le tampon, car on ne doit pas l'appliquer mouillé, il doit être simplement humide, exprimé, pour éviter l'écoulement et l'irritation cutanée. Au bout de cinq mois de piqûres, le paquet est complètement affaissé et le côté de la joue est symétrique au côté opposé.

Chez les deux petites filles, chaîne ganglionnaire le long du cou depuis l'insertion du sterno-mastoïdien en arrière jusque dans le creux sus-clavier. Injection chez l'une de gaïacol à 10 0/0 et iodoforme, chez l'autre de gaïacol à 10 0/0 seul, parce que l'aristol et l'iodoforme donnaient du purpura aux jambes. Chez toutes deux, fonte des ganglions et retour à l'aspect normal au bout de six mois.

Il est à noter que pour les adénites il faut de la persévérance, car pendant deux ou trois mois on ne voit aucune différence sensible, puis le jour où commence l'affaissement, la fonte s'en fait presque à vue d'œil.

L'une des fillettes, 8 ans, était en même temps porteuse d'un foyer ramolli du sommet gauche, côté de l'adénite. C'était une enfant très intelligente, mais toujours triste et fatiguée, maigre et toussant beaucoup. Elle ne sortait jamais, ne mangeait point et était si apathique, si peu vive, qu'elle n'avait jamais encore usé, à 8 ans, une paire de chaussures, on les lui changeait parce qu'elles devenaient trop étroites. Ce détail est significatif. Au bout de quatre mois de traitement, l'enfant était plus vive et turbulente que ses sœurs, mangeait de fort bel appétit, avait engraissé de 12 livres et depuis elle n'a jamais eu la moindre rechute. On ne la pique plus depuis 2 ans.

Dans deux de ces cas, j'ai adjoint aux injections le vin phosphaté arsenical que je signale aux médications accessoires.

Le cas d'adénopathie trachéobronchique que j'ai soumis aux injections de gaïacol à 10 0/0 et iodoforme, concerne une jeune fille de 18 ans, opérée 3 ans auparavant d'une adénite cervicale tuberculeuse. Un an après l'opération environ elle fut prise de toux coqueluchoïde, rauque, spasmodique avec amaigrissement et troubles gastriques, même vomissements. Elle fut traitée par l'huile de foie de morue, l'arsenic sans résultat ; seul un séjour au bord de la mer l'avait engraissée sans calmer la toux, qui reprit de plus belle à son retour à Paris et surtout à la reprise du travail dans une maison de nouveautés.

Soumise aux piqûres en même temps qu'au phosphate et l'arséniate de soude elle était, après 8 mois d'injections quotidiennes, absolument guérie. Elle avait dans cet intervalle engraissé de près de 20 livres (1). La matité médiastine s'était effacée, la circulation collatérale qui dessinait les veines thoraciques avait disparu et la respiration rude et soufflante du sommet droit, due probablement à la compression des masses ganglionnaires, avait fait place à une respiration plus douce mais encore saccadée, ce qui fait réserver le pronostic malgré l'apparence de santé conservée depuis un an.

Tandis que les enfants étaient soumis au régime de la campagne, la jeune fille n'eut que 3 mois de séjour au grand air et ne cessa pas de travailler le reste du temps, tout en se traitant par piqûres et alimentation.

Chlorose. — L'action tonique et régénérante des injections de gaïacol chez les anémiques, tuberculisés et tuberculisables, m'avait donné l'idée de traiter aussi une chlorotique, jeune fille de 19 ans, antérieurement traitée sans résultat à New-York. Je lui fis des injections de gaïacol seul à 10 0/0, et remarquai au bout d'un mois qu'outre l'appétit un peu excité, les muqueuses semblaient moins pâles, et que la teneur en hémoglobine du sang avait augmenté d'un degré à l'hématoscope d'Hénocque. Son départ pour l'Amérique interrompit le traitement.

(1) La moyenne d'engraissement est toujours de 3 à 5 livres par mois chez les malades aisés, bien nourris. On ne voit jamais chez les clients des hôpitaux de pareilles augmentations de poids.

ACCIDENTS

Ainsi donc nous venons de passer en revue un certain nombre d'affections et d'observations, dont nous n'avons signalé que les plus intéressantes par quelques détails, et concernant 112 malades, qui ont reçu ensemble un total d'environ 15.000 piqûres. Avant d'émunérer les accidents qui se sont produits parfois, je tiens à bien faire observer aux amateurs de statistique qu'il ne faut point rapporter le nombre des accidents au chiffre des malades, mais au total des piqûres, car chaque accident n'est que le résultat d'une piqûre déterminée.

J'ai déjà énuméré en détail les accidents immédiats des piqûres, et j'y ai suffisamment insisté dans les commentaires des indications du manuel opératoire, pour ne faire ici que les rappeler :

Douleur plus ou moins vive,

Hémorrhagies,

Varices superficielles passagères,

Ecchymoses,

Petites embolies avec suffocation,

Rupture de l'aiguille,

Je ne veux plus m'occuper que des accidents éloignés ou consécutifs.

Pas
l'abcès. Au premier rang devraient paraître les inflammations locales plus ou moins infectieuses ; mais j'éprouve une réelle satisfaction, en songeant que

tant d'autres ont eu des accidents de ce genre, au point de condamner ce traitement, à souligner ici que sur *ces 15.000 piqûres*, faites par moi ou sous mon contrôle et grâce à mes prescriptions opératoires, *je n'ai jamais observé un seul abcès.*

Les infections ainsi jugées, reste un certain nombre de phénomènes pathologiques en rapport avec les lésions anatomiques, que l'aiguille ou l'injection peuvent produire dans la région, et quelques accidents généraux dûs à l'injection elle-même ou à sa résorption.

On a deviné que les lésions intéresseront surtout des nerfs ou des filets nerveux ou quelque branche vasculaire. Je me suis déjà expliqué au sujet des accidents produits par les piqûres des veines (voir manuel opératoire), je rappellerai seulement que la suffocation est arrivée à tous les malades et qu'en moyenne on l'observe une fois sur 20 ou 25 piqûres; nous avons vu aussi comment on peut l'éviter ou la corriger (Chapitre II).

Blessures d'artères. Je n'ai donc plus à y revenir. Je n'ai rien à dire non plus des injections possibles dans les artères, car il ne saurait y avoir là que quelques troubles insignifiants et passagers dans les muscles de la fesse, où se rendent les artérioles de la région.

Les accidents nerveux sont les plus nombreux et les plus importants ; voici ceux que j'ai observés et leur fréquence :

1° *Frémissements* dans tout le membre piqué,

s'étendant chez quelques-uns à tout le corps, observé 100 fois environ ; c'est généralement un indice que le liquide va monter à la gorge, c'est-à-dire qu'il y a menace d'embolie ; parfois quelques secousses musculaires ;

2° *Syncope* émotive, deux fois, dont un vieillard de 72 ans, névropathe et sans lésions cardiaques ;

3° Attaques d'*hystérie*, trois fois ;

4° *Contractures* du pied ou de la jambe, quatre fois ;

5° *Coxalgie hystérique* ayant duré 8 jours, une fois ;

6° *Insensibilité* complète de la jambe, mouvement conservé, une fois chez un nerveux ;

7° *Paralysie* complète du membre inférieur, sensibilité conservée dans la cuisse, trois fois ; ces accidents ont duré quelques heures ; il y a souvent faiblesse, défaillance passagère du membre insignifiante ;

8° *Zona*, une fois ; vive douleur au niveau du trochanter pendant l'injection et à 20 centimètres de la piqûre ; puis le lendemain rougeur en ce point et éruption d'herpès ; l'aiguille avait lésé quelque filet de la douzième paire dorsale qui sensibilise la région avec quelques branches du premier nerf lombaire ;

9° *Névralgie sciatique* simple, ayant duré 3 à 4 jours, observée six fois chez cinq hommes et une femme ;

10° *Névrite sciatique*, avec douleurs vives du pied et de la jambe, suivie d'atrophie musculaire du mollet et de la cuisse, observée deux fois ; la première a exigé 8 mois de massage, et la seconde chez une femme a été moins intense.

Un fait intéressant à signaler, c'est que tous les malades ont un côté plus sensible que l'autre, c'est généralement le gauche. Tandis qu'à droite la piqûre se fait sans peine, sans douleur, elle est très douloureuse à gauche, et il y a aussi plus fréquemment montée à la gorge du liquide de ce côté sensible (1). Quelques malades le sachant bien, se font piquer de préférence de l'autre côté, n'y consentant du côté sensible qu'une fois sur trois ou quatre séances.

On peut dire d'une manière générale que plus le malade est gras, plus épaisse est sa fesse, moins on a de chances de léser vaisseaux ou nerfs. Il est en outre facile de se rendre compte du filet nerveux lésé, car le malade localise toujours exactement à telle ou telle région du membre inférieur la douleur, depuis la plante du pied jusqu'à la hanche.

Douleurs rhumatoïdes. Avant de décrire la réaction, je dois signaler encore divers accidents particuliers. C'est ainsi que survenaient chez six malades, quelques heures après la piqûre des *douleurs rhumatoïdes* des grosses articulations, genou, coude, poignet, avec

(1) J'emploie ici l'expression des malades eux-mêmes pour désigner l'embolie.

gonflement, généralement sans rougeur. Il s'agissait bien d'un phénomène produit par les injections, car il survenait à chaque reprise. On a signalé ce fait dans les inoculations de sérums a la mode, il ne leur appartiendrait pas en propre, puisque le gaïacol et l'huile seule peuvent le provoquer.

Purpura; urticaire
D'autre part, j'ai vu cinq fois survenir du *purpura hémorrhagique* étendu avec le gaïacol iodoformé, aristolé ou même seul, souvent accompagné de douleurs articulaires. Chez un malade enfant, le gaïacol produisait des poussées d'*urticaire* avec vives démangeaisons.

Albuminurie.
Je n'ai jamais observé d'*albuminurie* provoquée par les injections de gaïacol seul; en revanche, j'en ai vu survenir avec le gaïacol iodoformé. Aussi bien ai-je depuis longtemps l'habitude, avant d'entreprendre le traitement chez un nouveau malade, de me rendre compte de l'état de ses reins, de son foie et de son cœur même, afin d'éviter les accidents que pourraient produire l'iodoforme, l'aristol et parfois même l'eucalyptol et ie myrtol. Les premiers agissent surtout sur les reins, les seconds sur le foie et le système nerveux. Quant au gaïacol, son action est simplement tonique, pour ainsi dire conservatrice sur l'organisme, et il paraît indifférent à certains états congestifs des reins ou du foie.

Je l'ai injecté sans accidents chez des albuminuriques, dans des cas de lithiase biliaire et même de cirrhose atrophique avancée chez un marchand de vins tuberculeux, chez des cardiaques sans asystolie. Je crois même qu'on pourrait se louer de ses effets dans la tuberculose rénale, car il s'élimine par le rein et porterait alors son action sédative sur place. En tout cas, jamais chez les animaux, même au bout d'un an d'injections quotidiennes de gaïacol seul, je n'ai constaté de lésions rénales.

Hémop-
tysie.
D'après les expériences de Langlois (1) qui montrent une hypérémie pulmonaire à la suite d'injections de gaïacol chez le chien, on pourrait craindre pour les malades hémophiles des *hémoptysies*. Cependant, je n'ai jamais observé ce fait chez les malades qui font l'objet de ce travail. Les hémorrhagies ne se produisaient qu'avec l'iodoforme, l'aristol ou l'eucalyptol, trois corps relativement irritants, je ne puis pas rattacher nettement d'hémoptysie à l'injection de gaïacol seul. Il est vrai de dire que dans cette série je n'employai jamais que le gaïacol distillé, tandis que M. Langlois essayait le gaïacol synthétique, qui m'a paru suspect à ce sujet, comme je l'ai dit au début, et surtout que ses injections étaient intra-veineuses. Si à chaque injection les malades éprouvaient cette hypérémie, il en résulterait forcément un état plus ou moins dyspnéique et cela ne s'observe justement que quand l'injection a par hasard pénétré dans une veine. En prenant des précau-

(1) *Langlois.* In thèse de Devauchelle, loc. cit.

tions, cet accident peut s'éviter comme nous l'avons dit au chapitre II. Il n'en est pas moins intéressant de constater que ceci confirme mon observation au sujet des varices passagères.

La Réaction Mais de tous les phénomènes produits par les injections, le plus curieux et le plus fréquent est la *réaction*, qui consiste en un véritable accès de fièvre. Elle a été d'ailleurs (1) signalée avec bien d'autres liquides que l'huile gaïacolée, et je l'ai observée assez intense avec de l'huile stérilisée pure ; elle est cependant plus forte avec le gaïacol et surtout si on y adjoint l'eucalyptol ou le myrtol. Je dois dire encore qu'on ne l'observe que chez les malades fébricitants, même en dehors de la tuberculose, et souvent chez les tuberculeux héréditaires dès la seconde période; qu'en outre elle constitue un symptôme généralement de pronostic fâcheux, bien qu'on la voie s'effacer et disparaître souvent, pendant que le malade revient **Sa valeur pronostique.** à la vie, si on sait administrer les injections méthodiquement.

J'ai très souvent vu, en effet, des malades qui, au début de leur traitement, éprouvaient une violente réaction avec une dose minime d'injection gaïacolée (1 ou 2 centimètres cubes), pouvoir au bout de deux mois en supporter 5 centimètres cubes et plus sans réaction, quand on les avait

(1) *Chéron*. Introduction à l'étude de l'hypodermie.

injectés de doses fractionnées, inférieures à celles provoquant la réaction, répétées plusieurs fois par jour, ce qui leur en faisait absorber une dose suffisante pour relever leur état général. J'en ai cité un exemple. Il s'agit donc surtout de savoir manier les solutions injectables ou d'administrer des injections purement nutritives ; ceci prouve, en tout cas, à quelles erreurs s'exposent les praticiens qui, comme M. Burlureaux, jugent *à priori* incapables de se relever les malades ayant de la réaction et les condamnent sans appel, puisque j'en ai vu se guérir.

Voici en quoi consiste la réaction :

Ses formes ; son intensité Quelques minutes, parfois plusieurs heures après la piqûre, c'est-à-dire au moment où l'absorption du médicament ou de l'injection se fait (quelques malades n'ont la réaction que dans la nuit ou le lendemain matin), le malade éprouve un frisson pendant lequel sa température s'élève, puis au bout d'un quart d'heure, d'une demi-heure ou d'une heure, il est pris de chaleur et de sueurs abondantes avec abaissement de température. Ce stade de chaleur peut durer plusieurs heures, mais il ne suit pas toujours le frisson et j'ai vu plusieurs malades pris d'abord de chaleur et de sueurs avec abaissement de température, n'éprouver le frisson qu'au bout de quelques heures et conserver ou accentuer pendant ce stade de froid l'abaissement de température. Il y a dans ces manifestations fébriles tous les degrés de durée et d'intensité, d'ailleurs proportionnelles, depuis le simple frisson superficiel et passager et la douce moiteur, qui durent 5 minutes, jusqu'au grelottement qui secoue le lit avec claquement de dents et sueurs profuses mouillant la literie et durant de 2 à 4 heures. La sueur, dans ces cas, et d'ailleurs d'une manière générale, sent le gaïacol; c'est un procédé d'élimination, mais plus net encore avec le myrtol et l'eucalyptol.

Son rapport avec la fièvre Il y a rapport direct entre l'intensité de cette réaction et la gravité de la tuberculose ou du moins de l'état général. Elle est toujours plus forte quand la fièvre a déjà paru chez le malade et même en dehors de toute lésion tuberculeuse chez de simples fébricitants, quelle que soit la cause de leur état. Toutes les fois qu'il y a fièvre ou résorption de toxines, il y a réaction à l'injection. La réaction n'est d'ailleurs pas alors proportionnelle à la quantité de liquide injecté, de même que sa composition ne paraît pas y apporter de sérieuses modifications.

J'ai vu des malades qui sans éprouver de réaction proprement dite, se trouvaient seulement *courbaturés* quelques heures après la piqûre ou même le lendemain.

Il y a toujours avantage à faire au malade la piqûre au lit, car il n'est pas rare que chez certains sujets le gaïacol manifeste une *action soporifique.* La réaction quand elle a lieu dans ces cas se passe pendant le sommeil. Les malades piqués ainsi le soir en tirent avantage, car ils passent une meilleure nuit et y trouvent encore cet autre bénéfice de n'être pas dérangés dans leurs occupations du jour.

J'ai vu souvent la réaction commencer pendant l'injection, au bout d'une minute ou deux. Des sueurs abondantes couvrent d'abord les jambes et les cuisses pour s'étendre rapidement à tout le corps. D'autrefois cela commence par la tête.

Chez la plupart des femmes, même quand la piqûre ne provoque pas d'ordinaire la réaction, il en survient souvent au moment des règles. On observe toujours au moment des règles des râles congestifs, des sibilances, comme une recrudescence des lésions qui cède au bout de quelques jours, mais qui retarde réellement l'action du traitement chez la femme. D'une manière générale c'est un très fâcheux pronostic que la suppression des règles et il n'est pas rare parfois de voir les malades cracher le sang aux périodes qui leur correspondent. Je n'ai pas observé que le gaïacol eût une action emménagogue ou abortive comme on l'a dit, car j'ai fait des injections à trois femmes enceintes sans autres désagrément que pénétration fréquente du liquide dans les veines variqueuses de toute la région du bassin, ce qui doit faire prendre plus de précautions pour éviter les embolies.

Sa nature. Au fond qu'est-ce que la réaction ? Le fait qu'elle ne survient que chez des organismes débilités, fébricitants ou mieux imprégnés de toxines organiques ou microbiennes, pourrait faire dire que c'est, comme la fièvre, la levée d'armes des plastides contre le danger commun ; mais devant les effets consécutifs des injections thérapeutiques, cette réaction doit être plutôt considérée comme le réveil de l'ardeur des combattants, à l'arrivée d'un renfort.

Effets généraux

En dehors de toute réaction certains malades, au milieu d'une injection un peu copieuse poussaient un soupir de soulagement et se sentaient subitement libérés d'une pression angoissante qui leur étreignait la poitrine avant l'injection.

Gaïacolomanie Je dois dire que ces 2 malades étaient injectés quotidiennement de 10 centimètres cubes depuis des années, et que toute lésion perceptible à l'oreille ayant disparu, l'état général étant parfait, ils continuaient les piqûres en prétextant y trouver un stimulant des forces pour le travail et ne pouvoir manger sans elles. Quelques heures avant la piqûre ils sont inquiets, anéantis, angoissés et rappellent le morphinomane qui attend son injection. Il y a là quelque chose de comparable à la morphinomanie.

Gaïacolisme En revanche, je rappelle que quelques malades peuvent présenter au bout d'un certain temps, toujours long, de piqûres quotidiennes, des phénomènes de saturation, presque d'intoxication au gaïacol, en dehors de tout autre agent, nausées, vertiges ; j'en ai cité un exemple.

Stimulation — La première action que les malades manifestent au gaïacol, c'est d'abord cette excitation particulière qui les rend actifs, capables d'énergie, quelquefois immédiatement après la piqûre. J'ai vu en effet des malades, venus chez moi avec peine, s'en aller à pied chez eux fort loin, sans effort et sans fatigue, soulagés et heureux de se Action soporifique sentir vivre ; mais si le malade est couché, il a *tendance au sommeil*, et l'action stimulante bienfaisante de la piqûre n'a lieu qu'au réveil.

Le second phénomène qui frappe les malades appétit est le *réveil de l'appétit*. Généralement au bout d'une huitaine de jours le malade qui jusque-là se forçait pour manger éprouve de la faim et mange avec plaisir. S'il est très malade il faut parfois plusieurs mois de traitement avant d'y arriver, mais c'est un excellent signe pronostic, car l'engraissement commence avec lui, et l'état général plus solide permet au malade de supporter des doses d'injection de plus en plus fortes qui accélèrent encore son rétablissement et son équilibration.

Le cas le plus curieux que j'aie observé est celui de cet enfant de qui j'ai parlé précédemment, à propos des tuberculeux au 1ᵉʳ degré (voir page 54), dont l'appétit vorace suivit la première piqûre, sans se démentir jamais depuis.

La Toux   Mais ce n'est pas à ces phénomènes de relèvement des forces et de réveil de l'appétit que les malades attachent le plus d'importance. Pour eux la toux prime les autres symptômes, elle est leur maladie ; tant qu'ils toussent il n'y a pour eux aucune amélioration, malgré augmentation de poids notable, mais en revanche dès qu'ils ne toussent plus ou que très peu ils ont une tendance ferme à se croire guéris et à abandonner le traitement.

J'ai vu ainsi plusieurs malades reprendre leurs occupations, leur vie antérieure, malgré mes avertissements.

Leur sourire ironique, peut être même impertinent, car au fond ils soupçonnent toujours le médecin de pensées intéressées, a aussi ce petit air de vanité satisfaite des gens forts et sûrs d'eux-mêmes. Aux avis sérieux et catégoriques qu'on leur donne, ils opposent un hochement de tête négatif, devant lequel on ne doit plus insister, mais à son tour le médecin peut leur dire un ironique « au revoir ». Deux ou trois mois plus tard ils vous reviennent en effet piteux et toujours plus malades que la première fois. Ils sont alors disposés à tous les sacrifices mais il est malheureusement trop tard bien souvent. Ce ne sont heureusement que des exceptions, et ce ne sont pas les plus intelligents des malades qui opposent cette résistance morale aux conseils sérieux du médecin, qu'ils soupçonnent toujours de vouloir les effrayer sur leur état.

On a donc besoin d'insister et il faut le faire avec ténacité sur la nécessité de continuer le traitement pendant longtemps en leur faisant comprendre avec plus ou moins de ménagement, suivant leur force de caractère, la gravité de leur état.

J'ai toujours pour règle d'avertir le malade dès la première séance qu'il entreprend une cure qui durera six mois, un an ou plus, et qu'il ne doit attendre que de moi la permission de reprendre la vie active ; c'est le moyen d'avoir et de ne conserver que des malades dociles et décidés à se guérir. Ni embompoint, ni forces, ni cessation de la toux ne les laisseront alors tomber dans le piège dangereux d'une fausse guérison. Il faut leur faire comprendre que cette toux n'est qu'un symptôme nullement proportionnel à l'intensité ou à l'étendue des lésions, et qu'ils ne sont pas encore guéris quand elle s'éteint.

Les rachats Cette diminution de la toux est par ordre d'apparition le troisième phénomène qu'observent les malades, elle ne se montre que rarement avant un mois ou deux ; corrélativement les *crachats* deviennent moins abondants et changent aussi de caractères. En général les malades prétendent cracher plus facilement et voient pendant la première quinzaine du traitement augmenter cette sécrétion surtout si on adjoint au gaïacol l'iodoforme, l'aristol ou le myrtol. On dirait qu'il se fait un travail excrétoire actif pour débarrasser les cavités de leur contenu et en faciliter la réparation.

Les bacilles
On a dit qu'il n'y avait bientôt plus de bacilles dans les crachats et on en a conclu qu'ils étaient ainsi détruits ; nombre d'observations m'ont prouvé le contraire. S'ils deviennent parfois moins nombreux dans les crachats c'est que la sécrétion cavitaire se tarit, qu'il ne se fait plus de fonte de nouveaux tissus pouvant les libérer, mais ils restent sur place, et si quelque accident survient qui rende aux lésions leur évolution, les bacilles reparaissent dans les crachats, aussi nombreux, aussi virulents qu'auparavant. Trois malades entre autres qui pouvaient être considérés comme guéris mouraient l'année suivante de phtisie laryngée survenue brusquement, avec recrudescence des lésions pulmonaires.

Les injections ne sont qu'un adjuvant utile du régime
J'ai déjà dit d'ailleurs, après bien d'autres, que les liquides antiseptiques ne pouvaient pas tuer dans nos tissus les bacilles, bien plus résistants que nos cellules, à la dose où on les injecte. Ils empêchent peut-être l'extension des lésions, mais c'est tout, aidant l'organisme tonifié et fortifié à faire lui-même ses réparations. A ce titre je considère les injections gaïacolées et autres comme un très utile adjuvant du traitement général, diététique et hygiénique, et capable d'en accélérer les bons effets.

Je crois en effet qu'on pourrait arriver à abréger par ce traitement, joint aux moyens modernes, la durée de la cure de la tuberculose, toujours si longue. Voici d'ailleurs les moyennes que j'ai tirées des faits exposés :

Durée moyenne de traitement. Pour la première période, deux mois de piqûres quotidiennes, un mois de piqûres tous les deux jours ou même deux fois par semaine, et trois mo's de régime strict, en tout sept à huit mois.

Pour la seconde période, quatre mois de piqûres quotidiennes, deux mois de piqûres bi ou tri-hebdomadaires et six mois de régime strict, en moyenne un an ;

Pour la troisième période, un an ou plus de piqûres à peu près quotidiennes et une durée illimitée de régime. Il faut, là, énormément de patience et de volonté au malade s'il veut guérir ou au moins se maintenir, et on ne peut plus fixer de limite au traitement ni au régime.

Ces chiffres n'ont d'ailleurs rien d'absolu et ils sont pris sur des malades libres. La durée serait peut-être encore abrégée en établissements fermés.

On obtient de meilleurs effets du traitement en faisant régulièrement les piqûres pendant quinze jours consécutifs et les suspendant alternativement pendant huit jours, de façon à laisser à l'organisme le temps de reprendre et de régulariser l'absorption des agents injectés.

Les premiers effets utiles du traitement sont donc

6

quelquefois rapides. On peut dire qu'ils sont constants, mais il ne sont parfois aussi que passagers ; c'est ce qui arrive dans les cas graves arrivés à la fin de la troisième période, car dès la quatrième ils deviennent nuls. D'ailleurs, dans les cas même désespérés, tout traitement nouveau produit toujours par suggestion une amélioration fictive et un relèvement de la tonicité générale de l'organisme passagers.

Patience et persévérance. Il faut, dans les autres cas, parfois beaucoup de persévérance et de patience, car ce n'est qu'au bout de plusieurs mois que le malade commence à éprouver un soulagement. J'en ai vu beaucoup s'arrêter, dégoûtés par les réactions et accuser le traitement de les avoir rendus plus malades quand, l'ayant abandonné avant d'en avoir attendu les bons effets, ils péticlitaient rapidement. Non seulement la longueur du traitement en rebute beaucoup, mais encore les réactions, la courbature qui persiste après les piqûres pendant les premières semaines, les douleurs même qu'elles provoquent, la gêne pour s'asseoir ou marcher des premiers temps, ou bien l'odeur désagréable du gaïacol ou de ses adjuvants !

Ce ne sont pourtant là que de bien petits inconvénients, largement compensés par les bénéfices que tirent les malades raisonnables et persévérants d'une observance fidèle des conseils et des piqûres.

Etat du cœur. J'ai été frappé de la grande proportion de complications cardiaques qu'on observe chez les tuberculeux et surtout du nombre de ces malades qui meurent par le cœur. Sur les 89 tuberculeux, 8 avaient, dès le début du traitement, des signes d'ancienne endocardite due à des antécédents rhumatismaux ou infectieux ; pendant le traitement, j'ai observé deux fois de la *péricardite aigüe*, chez des malades au troisième degré, rapidement emportés d'ailleurs ; et enfin 12 autres moururent subitement.

L'*insuffisance mitrale* (6 fois) ne paraît pas avoir d'influence sur le traitement, mais le *rétrécissement mitral* (2 fois) en a nettement enrayé les bons effets ; les malades restent anémiques et leurs lésions sont peu modifiées ; il est vrai que j'avais à faire à des tuberculeux avancés et que la tuberculisation est une conséquence fréquente du rétrécissement.

La *tachycardie* est la règle chez les tuberculeux fébricitants, et je crois que le surmenage qu'elle fait subir au cœur de ces malades, en relation avec l'intoxication chronique, explique la mort subite si souvent observée (1).

La mort rapide On peut craindre cette terminaison chez les tuberculeux qui, même au troisième degré, présentent des poussées congestives et dyspnéiques ; chez les 12 malades que j'ai vu mourir subitement

(1) *Moussous*. La mort chez les phtisiques. Thèse d'agrégation, Paris, 1886.

ou sur la fin desquels j'ai eu des renseignements précis, il y avait eu tachycardie et dyspnée fréquentes. Si on observait avec attention tous les tuberculeux, je suis persuadé qu'on verrait qu'ils meurent presque tous par le cœur.

Peut-être ce phénomène qui m'a particulièrement frappé est-il dû à ce que le traitement par les injections hypodermiques mène les malades plus loin qu'on ne les voit aller généralement. En effet, on n'assiste pas là à ces agonies asphyxiques, progressives et lentes, si ordinaires et si pénibles. Le malade a été alimenté jusque dans les derniers jours par l'injection huileuse, pure alors, ce qui élimine toute idée d'action médicamenteuse sur le cœur, et il épuise, pour ainsi dire, jusqu'à la dernière vibration les ressources de son énergie vitale. Les toxines qui ne s'éliminent plus agissent sur le cœur et finissent par l'arrêter, mais l'alimentation artificielle lui permet de lutter jusqu'au bout.

CHAPITRE IV

Médications accessoires

*Teintures : de Drosera, de Pulsatille, de Bryone,
de Noyer, de Veratrum. — Essence de Thym. — Semences
de Phellandrie. — Nitrate d'argent. — Solution
succédanée d'huile de foie de morue.
Solutions contre : dyspnée, catarrhes, hémoptysies,
accidents cardiaques. — Badigeonnages de gaïacol
contre points de côté. — Pleurésie et teinture
de cantharides. — Le jus de carottes.
Les vésicatoires. — Les stations.*

J'ai déjà dit tout à l'heure que les injections n'étaient pas tout dans le traitement et qu'elles avaient surtout pour but d'aider le régime diététique et hygiénique.

Aussi bien soumettais-je toujours mes malades à ce régime serré, sur lequel je n'ai rien à dire ici : C'était le régime classique, appliqué partout, et si minutieusement exposé dans le remarquable travail de Knopf (1). ,

(1) *Knopf.* Loc. cit.

Pesées. J'examinais régulièrement mes malades à fond tous les quinze jours et les faisais se peser à chaque examen. Certains médecins pensent qu'une pesée mensuelle suffit, c'est trop peu, car dans les intervalles il y a parfois d'assez sérieuses variations qui passent inaperçues.

Moyen de faire respirer pour l'auscultation. Je puis recommander ici pour faciliter l'auscultation des malades (et on sait s'ils sont nombreux !) qui ne savent pas respirer, de les faire souffler, comme pour éteindre une bougie, pendant quelques instants. De cette façon, les inspirations sont forcément plus profondes, elles sont naturelles, car le malade a besoin de reprendre son souffle, il relâche précisément le trapèze, les pectoraux et le grand dorsal qui auparavant lui immobilisaient le thorax, et on perçoit parfaitement les deux temps de la respiration. C'est un procédé qui réussit admirablement.

Indépendamment du régime et des piqûres, j'ai dû souvent recourir à un certain nombre de médications accessoires commandées par les circonstances et qui, moins classiques, méritent d'être signalées à cause de leurs bons effets.

Vomissement alimentaire Un symptôme, qui fatigue et compromet même sérieusement les malades est le *vomissement alimentaire* par quinte de toux ; on peut l'empêcher à coup sûr en quelques heures avec la formule composée suivante dont le malade prend de 10 à 20 gouttes avant les repas dans un peu d'eau sucrée, de vin blanc ou de vin de gentiane, suivant son état gastrique :

Teinture de Drosera......	5 gr.
Teinture de noix vomique .	5 gr.
Teinture de Pulsatille ⎫ *aa*	2 gr. 50.
Teinture de Bryone .. ⎭	

dans laquelle la teinture de Drosera s'adresse à l'élément spasmodique et les autres respectivement à l'atonie gastrique et à la dyspepsie qui existent toujours dans cet état.

Quand il ne s'agit que de relever la *fonction gastrique*, on peut donner la formule suivante :

Extrait de feuilles de noyer.	5 gr.
Teinture de Pulsatille......	2 gr. 50
Teinture de Bryone........	2 gr. 50
Chlorure d'or.............	3 centigr.

(même mode d'administration) dans laquelle on peut remplacer le chlorure d'or par un gramme de Liqueur de Fowler ou mieux de Pearson, qui excite comme le chlorure d'or la nutrition générale.

Appétit.   Quand l'*appétit*, réveillé au début du traitement par les injections, se ralentit ou disparait, on le ranime facilement avec les cachets suivants :

Essence de thym....	0,02 ou 0,03 centigr.
Poudre de gentiane,.	0,20 ou 0,30 centigr.

un cachet au milieu de chaque repas principal. S'ils sont mal supportés, mieux vaut alors donner un cachet de

Poudre de semences de Phellandrie.   50 centigr. à 1 gr.

Cette cigüe est un excellent remède, dès long-temps recommandé chez les strumeux, et qui m'a réellement donné de bons résultats chez des tuberculeux atoniques ou des enfants héréditaires, mais il faut qu'elle soit employée assez fraîche.

J'ordonne en outre toujours l'usage d'eau de feuilles de noyer aux repas.

Anorexie. Quand, dans la troisième période, l'*anorexie* est absolue, la langue saburrale, épaisse, qu'il y a des vomissements glaireux, de la dilatation de l'estomac, je me suis très bien trouvé des pilules suivantes :

> Nitrate d'argent....   0.50 centigr.
> Mica panis........   q. s.
> Pour faire 50 pilules

une avant chaque repas. Elles agissent très bien contre le *catarrhe gastro-intestinal*.

Quand l'huile de foie de morue n'est pas supportée, ou dans la saison chaude, je donne la formule suivante qui permet d'administrer le phosphate de chaux sous une forme agréable :

> Glycéro ou mieux lactophosphate de chaux.   15 gr.
> Glycérine.........................   100 gr.
> Teinture d'iode...................   4 ou 5 gouttes ou plus
> Vin blanc ou Madère, ou Grenache........   100 gr.

Il se fait un petit précipité avec le glycérophosphate, peu soluble, mais qu'on peut absorber en nature. On peut augmenter le nombre de gouttes de teinture d'Iode et ajouter à cette formule un gramme de Liqueur de Fowler ou de Pearson, qui est toujours mieux supportée, quand le besoin s'en fait sentir. Ce vin se prend au milieu du repas, en dehors il est un peu lourd, mais c'est une formule commode pour les enfants.

Dyspnée. Contre la dyspnée, même chez les tuberculeux, mais surtout dans les affections chroniques, *catarrhales et emphysémateuses*, une cuiller, matin et soir, de la potion suivante :

Salicylate de soude......	5 gr.
Iodure de sodium........	1 ou 2 gr.
Sulf. de spartéine.......	0,50 centigr.
Sp. d'éc. d'or. am.......	50 gr.
Eau distillée............	100 gr.

est généralement favorable, on peut la prendre, si on veut, avec une tasse à thé d'infusion de thym ou de feuilles d'eucalyptus ou de myrte.

Bron-chorrhée Quand il y a dans ces cas *sécrétion très abondante*, on peut, dans cette formule, remplacer le salicylate de soude par 10 grammes d'hyposulfite de soude et supprimer le sulfate de spartéine ou en diminuer la dose pour faire prendre la potion en 24 heures.

J'ai assez souvent, à la formule primitive, suivant que l'*élément asthmatique* ou catarrhal dominait, adjoint dans le premier cas la teinture de Lobélie, 1 à 2 grammes, ou la teinture de Belladone ou de Jusquiame, ou les trois ensemble, et dans le second la teinture de *Veratrum viride*, 1 à 2 grammes, qui réussit fort bien chez les pneumococciques et catarrheux chroniques.

Hémop-tysie. J'ai, en outre, toujours obtenu contre les hémop-tysies de meilleurs résultats de l'acide gallique associé à l'extrait de ratanhia et à la morphine que de l'ergotine, même en injection ; voici la formule ordinaire :

Acide gallique..................	1 ou 2 gr.
Extrait de ratanhia	3 gr.
Chlorhydate de morphine	5 centigr.
Sp. d'éc. d'or. am. ou de coings .	50 gr.
Eau distillée	100 gr.

une cuiller toutes les heures ou toutes les deux heures.

L'antipyrine à hautes doses m'a donné aussi de bons effets.

On a vu dans une des précédentes formules que j'associe le sulfate de spartéine au salicylate de soude contre les poussées dyspnéiques, c'est parce que dans ces cas le cœur faiblit presque toujours. J'ai même souvent usé de sulfate de spartéine seul ou associé à la caféine administré de la manière suivante :

Sulfate de caféine....	4 gr.
Benzoate de soude ...	4 gr.
Sulf. spartéine.......	2 gr.
Eau distillée	60 gr.

une cuiller à café dans une tasse de café noir, dans les cas si fréquents où des troubles cardiaques paraissent chez les tuberculeux.

J'ai rarement employé la spartéine en injections hypodermiques, bien que ce soit un moyen commode, parce que les malades déjà si souvent piqués, disent qu'on abuse de la méthode. De plus, comme la spartéine est insoluble dans l'huile et que si on y ajoute de l'eau l'huile devient trouble, je m'abstiens de prescrire des préparations louches.

Ce ne sont là, comme on le voit, que des médicaments d'indication spéciale, uniquement destinés à aider les effets toniques du traitement ; mais j'ai systématiquement exclu tout médicament dit anti-tuberculeux, comme créosote, tannin, iodoforme, etc., qui, entre parenthèses, provoquent à peu près régulièrement des hémopthysies, ne prescrivant ceux que j'ai cités, que forcé par les circonstances, et pendant peu de temps, de façon à laisser l'estomac des malades dans les meilleures conditions pour l'alimentation.

Points de côté Enfin, contre les *points de côté* j'employais toujours le gaïacol pur et suivant la sensibilité du malade ou la nature du gaïacol, je faisais des badigeonnages de 5 à 10 centimètres carrés de la peau, toujours avec bons effets. Comme l'odeur du gaïacol est assez désagréable, on peut la voiler par une essence :

Gaïacol .... 5 gr.
Essence de thym, de lavande, de girofle. 5 gr.

pour badigeonnages.

Laryngite Contre l'enrouement et le picotement de la gorge, des inhalations, fumigations et vaporisations d'infusion concentrée de *feuilles de menthe* ou de *thym*, donnent de bons résultats et sont mieux supportées que les solutions de menthol et de thymol, ou même de leurs essences. Ces moyens peuvent être employés et soulagent toujours, même quand il existe de la tuberculose laryngée.

J'ajouterai encore que j'ai soumis un certain nombre de malades et d'animaux tuberculeux au traitement par les injections intratrachéales de solutions huileuses de *menthol* ou d'*ichthyol* à 10 0/0 et que ces deux médicaments, s'ils ne paraissent pas au point de vue de l'action générale sur la tuberculose pulmonaire supérieurs au gaïacol, soulagent énormément les malades atteints de tuberculose laryngée.

Pleurésie J'ai dit dans le chapitre précédent que la pleurésie séreuse était assez fréquente dans l'étiologie des accidents de tuberculose pulmonaire (11 fois sur 89 malades). Si j'y reviens ici, c'est pour attirer l'attention sur un mode de traitement purement médical, qui mérite réellement d'être étudié et poursuivi.

Sans avoir jamais osé faire aux turberculeux d'injections de cantharidates, ni leur avoir fait prendre à l'intérieur la cantharidine ou la *teinture de cantharides*, comme les allemands le font systématiquement, j'étais frappé cependant des résultats qu'ils en prétendaient obtenir. J'hésitais à l'essayer chez les tuberculeux avérés à cause de leur rein toujours délicat, mais je m'étais promis, puisque la pleurésie est un des accidents initiaux, et qu'elle survient à une époque où l'état général et les reins sont encore bons, d'essayer de la teinture de cantharides chez les pleurétiques jeunes que j'aurais à traiter.

Trois fois déjà l'occasion s'en est présentée, les trois fois j'ai commencé, sans topiques, à administrer, dès le début, (le point est important, car l'un des malades qui portait déjà son épanchement depuis dix jours quand je le vis, a été un peu réfractaire), la potion suivante :

Salicylate de soude ....   5 grammes
Sulf. de spartéine.............   0 20 centigrammes
Teint. de cantharides.........   1 goutte, puis 2 et 3
Sp. d'éc. d'or. am........}
Eau de fl. d'or. eau de tilleul.} *aa*   50 grammes

à prendre trois cuillers à bouche par jour.

Chez deux jeunes filles de 18 et 26 ans, atteintes de pleurésie gauche, avec épanchement, chez l'une déplacement du cœur, ce simple traitement appliqué des les premiers jours, a ramené la sonorité et la perception de frottements en moins de 12 jours ; la matité remontait dans les 2 cas en avant jusqu'à la 3me côte et en arrière jusqu'à l'épine de l'omoplate. Chez un jeune garçon de 15 ans, atteint de pleurésie droite, l'action a été moins rapide, il a fallu un mois, mais déjà sans doute un dépôt avait eu le temps de se former sur la plèvre rendant peut-être la résorption plus difficile. Cette formule agit donc plus vite que le salicylate seul, et à la dose où il est donné ici on ne peut lui attribuer le rôle important dans la résorption de l'épan-chement.

Il va sans dire que je surveillais le rein, mais dans les trois cas je n'ai observé aucun accident : les malades n'accusaient aucune douleur vésicale ni aucun phénomène congestif urogénital. La dose de teinture de cantharides était d'environ une goutte par jour prise, comme on l'a vu, en 3 cuil-lerées de potion. J'hésiterais cependant chez un malade âgé.

La vogue du vésicatoire ne trouverait-elle pas son explication dans quelques faits où l'absorption limitée, chez quelques sujets, d'une certaine quantité de cantharidine aurait produit un résultat comme ceux que je rapporte ?

Il serait en tout cas plus simple et plus agréable pour le malade de donner la teinture de cantha-rides que d'appliquer des vésicatoires, et c'est un mode de traitement qui mérite, à mon avis, d'être étudié et répété; ce que je me propose de faire régulièrement.

Le jus de carottes M. Lancereaux (1) avait signalé avec le D⟨r⟩ Caravias que certains aliments, capables de produire dans l'organisme de l'acide succinique, étaient par là antibacillaires ; au nombre des produits cités il nommait les carottes. J'ai soumis une série de lapins tuberculisés à l'alimentation exclusive par les carottes (racines et tiges) et j'ai remarqué qu'ils engraissaient rapidement en même temps que leurs lésions s'étendaient moins vite que chez les témoins. J'eus alors l'idée d'administrer à des malades le suc exprimé de carottes à la dose de 250 grammes par jour. C'est un médicament très agréable à prendre, et qui relève assez vite l'appétit. Il paraît avoir sur la nutrition générale une action marquée et est un puissant dépuratif, car je suppose que c'est ainsi qu'il agit chez les enfants strumeux ou impétigineux, où son effet est d'une intensité et d'une rapidité surprenantes, comme je l'ai déjà signalé dans un précédent travail. (2)

Pointes de feu ; vésicatoires. Quelques-uns pourront être surpris de ne m'entendre parler nulle part de pointes de feu ou de vésicatoires, car même sceptiques, la plupart des médecins cèdent encore à la tradition ou à la crainte de voir leur client aller chez le voisin.

(1) *Lancereaux*. Action des substances succinigènes dans la tuberculose. Acad. de Méd. mars 1893 et janvier 1894.

(2) *Artault de Vevey*. Action du suc exprimé de carottes dans la tuberculose et l'impétigo. Académie de Médecine, séance du 7 janvier 1896 ; Revues du 8 janvier et Revue de thérapeutique médico-chirurgicale 1er avril 1896.

Aussi bien tous les malades qui nous arrivent sont-ils consciencieusement criblés des premières et tatoués des seconds, surpris de se voir encore souffrants après avoir été si *énergiquement* traités. Outre que les pointes de feu et les vésicatoires ont des indications toutes spéciales en dehors de l'affection qui nous intéresse, que les premières sont douloureuses, provoquent un accès de fièvre réactionnelle et sont tout au plus utiles à tempérer certaines poussées congestives, que les seconds secouent violemment les malades, agissent sur des reins et des vessies qui ne fonctionnent généralement pas très bien et amènent parfois des réactions intestinales et gastriques, on ne les a jamais vus ni les uns ni les autres enrayer en quoique ce soit l'extension des lésions tuberculeuses. Ces moyens ont même cet autre inconvénient de compromettre pour longtemps la fonction régulière de la peau sur une grande surface ; aussi les rejetons-nous pour recommander les frictions stimulantes, aromatiques ou sèches, les cataplasmes sinapisés, les sinapismes, les douches extra-rapides, de haute pression en jet brisé, les ablutions, la gymnastique et le massage thoracique qui agissent mieux sur les adhérences pleurales que toute autre chose et maintiennent l'hygiène parfaite de la peau et de la respiration.

Prophylaxie. Il va sans dire que je ne cesse de recommander les plus minutieux soins de la bouche, du nez et de la gorge aux malades, et les mesures prophylac-tiques les plus rigoureuses pour les crachats et les poussières d'appartement, précautions négligées de presque tous les médecins et qu'on voit rare-ment prendre même dans nos hôpitaux généraux.

Déplace-ment des malades; voyages et stations J'ai déjà expliqué dans le chapitre précédent qu'en général je préférais laisser les malades dans leur famille, et que là même on pouvait leur faire appliquer le régime de sanatoria.

Je parle ici surtout pour les malades parisiens ; le premier point est de les envoyer habiter dans les environs de Paris, d'où leurs parents et eux-mêmes peuvent venir régulièrement à leurs occupations, et je donne alors le choix : à Luzarche, au plateau de La Garenne, aux côteaux sud d'Argenteuil, au flanc sud-ouest de Sèvres et de Ville-d'Avray, aux coteaux sud et sud-ouest d'Arpajon, mais sur tout de Montlhéry et de la vallée de St-Michel, de St-Chéron, sur les confins de la forêt de Fontai-nebleau, qui constitue une station idéale, suivant les préférences ou la commodité des gens. Dans ces localités les malades abrités des vents du nord sont parfaitement aérés, ne sont pas dépaysés puisqu'ils restent dans leur famille, ne changent pas leur mode ordinaire d'existence, et demeurent dans le climat auquel ils sont dès longtemps adaptés.

On ne tient pas assez compte de cette dernière condition, et on expedie à tort et à travers les ma-lades au loin, par mode, par tradition mondaine ou imitation, sans tenir compte des indications des climats suivant le tempérament, qui imprime à la tuberculose une forme et une marche déterminées. Sans songer non plus que l'organisme des tuberculeux a essentiellement besoin d'être ménagé, qu'il ne lui faut aucune secousse, on le soumet aux fatigues d'un voyage, à la vie fiévreuse et peu confortable d'hôtels ou d'installations provisoires, au brusque changement d'alimentation, aux fatigues inévitables de distractions forcées, et par dessus tout à l'adaptation à de nouvelles conditions atmosphériques, météorologiques et climatériques, qui modifient profondément sa tension sanguine et son cœfficient respiratoire.

Aussi n'envoyé-je que rarement mes malades au loin, préférant les laisser ou les renvoyer dans le climat même auquel ils sont adaptés, et ne changeant que leur orientation de régime, de lumière et d'aération. Les grands avantages que j'ai tirés de cette conduite systématique me confirment définitivement sa supériorité sur les déplacements intempestifs.

J'ai pourtant quelquefois cédé à des sollicitations insistantes et permis des villégiatures médicales, mais je les permets seulement aux malades jeunes, atteints de lésions de premier ou de second degré, n'autorisant la mer qu'aux tuberculeux dits héré-ditaires et aux strumeux, en donnant toujours la préférence à Arcachon, à cause de ses bois, de sa température modérée et constante, l'interdisant formellement aux hémophiles et aux nerveux qui se trouvent mieux d'une altitude moyenne de 500 à 1,000 mètres en pays boisés ; la même altitude et un climat tempéré (Pyrénées) conviennent aux tuberculoses fibreuses, lentes, des arthritiques, qui ne doivent être soumis ni aux climats littoraux ni à la chaleur. Au contraire, l'Egypte, Biskra, Madère, le littoral provençal, entre le golfe d'Hyères et la baie d'Antibes seulement, seront indiqués dans quelques formes de tuberculose non fébrile, chez les lymphatico-sanguins peu nerveux. Toute complication cardiaque, toute tendance aux hémoptysies chez des malades irrégulièrement fébricitants, dont l'affection tuberculeuse avance plus ou moins lentement, mais par à-coup, souvent compliquée de catarrhe à staphylocoques ou à pneumocoques, malades dont les vaisseaux charrient des toxines qui les rendent plus ou moins poreux, qu'on me passe le mot, ou scléreux, sujets par conséquent à des poussées congestives avec exsudation, dont le rein ne fonctionne pas naturellement très bien, sont des contre indications aux déplacements ; ces malades doivent être laissés tranquilles.

La fièvre est toujours une contre-indication aux voyages ; quand elle parait de bonne heure, dès la seconde période, c'est que le malade est profondément intoxiqué et que sa tuberculose marchera vite ; quand elle paraît en temps normal, les lésions sont déjà trop avancées et l'état général trop compromis pour exposer le malade aux influences fâcheuses d'un long voyage, d'où il ne revient que pour prendre le lit et ne plus se relever.

J'en ai vu de trop nombreux exemples !

Aussi, quel que soit le sentiment, certainement très humain, qui pousse certains médecins à éloigner de leurs yeux le spectacle d'une déchéance inexorable, devant laquelle ils souffrent de leur impuissance, ne saurais-je trop recommander mon procédé, le plus pratique et de beaucoup le plus facile à appliquer, car le plus grand nombre des familles et des malades ne peuvent s'imposer des frais de voyage.

Sans condamner la prescription plus ou moins réfléchie des stations, je ne puis que faire constater qu'elle n'est pas absolument indispensable, puisque j'ai obtenu de jolis résultats avec des malades qui sont systématiquement restés chez eux, à Paris ou dans les environs, et qu'ils s'en sont tous fort bien trouvés, à la condition d'avoir un appartement ensoleillé et aéré.

CHAPITRE V

Expériences sur les Animaux

*Conditions matérielles. — Inoculations.
Médicaments injectés. — Leurs effets. — Poids relatif
et poids réel. — Effets des injections sur les tissus.
Élimination des médicaments. — Absorption de l'huile.*

Je dois avant tout indiquer les conditions matérielles dans lesquelles se trouvaient mes animaux en expérience. Mes lapins vivaient dans des cages spacieuses, en plein air, dans le quartier de Javel, entre la Seine et la gare de Grenelle. Il y a là d'immenses terrains dont quelques parties seulement sont cultivées en maraîchers et dont beaucoup restent vagues. Les cages se trouvaient dans un de ces enclos assez vaste, et de toutes parts aérées. Pour éviter toute infection par mauvaise hygiène, les cages, dont le plancher était remplacé par un grillage assez fin pour que les pattes des lapins ne passent pas à travers, et à mailles assez larges pour qu'aucune ordure n'y puisse séjourner, étaient élevées d'un mètre au-dessus du sol et reposaient au-dessus de gouttières de tôle où chaque matin une abondante irrigation suffisait à entretenir une propreté parfaite. Jamais on n'a mis de paille aux lapins, car c'est l'élément le plus propre à entretenir la mauvaise odeur et les mauvaises conditions d'hygiène des gelinières.

Ces lapins étaient exclusivement nourris de son, de carottes, de choux et de pommes de terre. Dans ces excellentes conditions d'hygiène, avant d'être soumis à aucune inoculation, ils restaient un mois; puis, quand j'étais sûr par leur augmentation de poids qu'ils n'étaient pas malades, je les inoculais par séries de six, de tuberculose humaine. Trois restaient comme témoins, trois autres étaient ensuite traités par injections intramusculaires de différents médicaments.

Voici le procédé qui m'a donné les meilleurs résultats pour l'inoculation de la tuberculose aux lapins. J'ai remarqué que les lésions tuberculeuses qui, d'ailleurs, n'ont pas chez le lapin, comme on le sait, la même tendance à se généraliser que chez le cobaye, évoluaient d'une façon plus lente et plus typique dans le poumon que partout ailleurs. J'injectais donc directement dans le parenchyme pulmonaire mes cultures, de la manière suivante (1):

L'inoculation.   Le lapin immobilisé, on tirait fortement en avant et en bas la patte antérieure droite; de façon à

(1) *Artault*. Action de l'infection des générateurs sur leur descendance. C. r. Soc. de Biol., 6 déc. 1895.

découvrir la région pleurale. Toutes les injections étaient faites dans le poumon droit, à cause du cœur qu'on aurait pu atteindre à gauche avec l'aiguille un peu longue. Le flanc bien découvert, on rasait la région sur quelques centimètres carrés et on lavait soigneusement la peau avec une solution de sublimé ou mieux d'hypochlorite de chaux concentrée, de façon à éviter toute infection étrangère. On enfonçait alors dans le cinquième espace intercostal une fine aiguille stérilisée, de 3 centimètres de long, et on injectait à chaque lapin un centimètre cube de bouillon de culture de tuberculose humaine, où on avait dilué par agitation les pellicules bacillaires superficielles. Dans ces conditions, jamais je n'ai observé le moindre abcès, même à la peau, qu'on lavait après la piqûre et qu'on recouvrait en ce point d'une goutte de collodion élastique.

L'extension des lésions. Au bout d'un mois la tuberculose envahit le quart du poumon droit. Trois mois après, ce poumon est pris en entier et le poumon gauche commence en général à se tuberculiser lui-même, par extension de la pleurésie tuberculeuse qui suit l'injection. Il se développe en effet, au point de piqûre, des adhérences pleurales en moins de huit jours, et de proche en proche la pleurésie s'étend, formant des plaques de dépôt fibrineux plus ou moins épaisses où on peut voir quelques rares granulations tuberculeuses. Les deux feuillets de la plèvre présentent ces productions et souvent ils se soudent, provoquant ainsi des adhérences de plus en plus étendues.

Dans le parenchyme pulmonaire, l'infection granulique s'étend de proche en proche, colonisant de petits tubercules à la périphérie, tandis que ceux de la région primitivement infectée, grossissent, se fusionnent et finissent par former, au bout de quatre à cinq mois, de grosses cavernes pleines de caséum où pullulent les bacilles. A ce moment, le poumon gauche est pris lui-même, plus ou moins, et le lapin a considérablement maigri ; vers le cinquième ou le sixième mois survient de la diarrhée qui l'emmène rapidement. Il n'y a généralisation que dans un quart des cas.

Leur durée Voici en général la marche de l'affection : Le premier mois, le lapin, qui ne reste guère que deux jours triste et immobile à la suite du choc opératoire, ne paraît pas malade, mais maigrit ; puis il reprend un peu et reste stationnaire pendant deux ou trois mois où les lésions se propagent, et il recommence à maigrir jusqu'à la mort qui survient en moyenne au bout de cinq à six mois.

C'est ainsi du moins que se passent les choses chez les lapins abandonnés à leur affection et qui n'ont subi aucun traitement.

Chez les lapins traités, la vie est toujours prolongée, au moins avec certains médicaments.

J'ai soumis comparativement des lapins, toujours

Médicaments expérimentés. par séries de trois, avec trois témoins, autant que possible de même âge et de même couleur, aux divers médicaments suivants :

Gaïacol à............... 10 et 20 0/0
Iodoforme 1 0/0
Aristol 1 0/0
Thymol................... 1 et 2 0/0
Hypochlorite de chaux à.. 2 0/0
Hypochlorite de soude à.. 2 0/0
Chlorure d'or............ 0,25

Les hypochlorites et le chlorure d'or seuls en solution aqueuse, les autres dans l'huile d'olives stérilisée.

Les animaux traités et les témoins Au moment d'appliquer le traitement, on sacrifiait un des témoins pour se rendre compte de l'étendue des lésions. Les lapins à peu près du même poids, dans les mêmes conditions d'hygiène, injectés d'une même quantité de culture en même temps, peuvent être considérés comme parallèlement atteints, et leurs lésions peuvent dès lors être comparées. Il est donc permis de supposer que les lésions des survivants sont au même point.

On commençait alors le traitement en injectant quotidiennement 3 à 4 centimètres cubes de la solution injectable qu'on voulait essayer. Au bout de deux mois on sacrifiait un nouveau témoin et un des lapins traités. Puis à la mort du troisième témoin, en moyenne vers le cinquième mois, on sacrifiait un deuxième lapin traité ; le troisième continuait à être piqué.

Les lapins, témoins et traités, étaient toujours régulièrement pesés tous les huit jours.

Effets du gaïacol Avec le *gaïacol*, l'extension des lésions tuberculeuses est très ralentie, on pourrait la dire stationnaire tant que l'animal est traité. Les granulations semblent avoir une barrière difficile à franchir qui les restreint, mais je n'ai pas vu même en coupes dans la périphérie de la zône malade de tissu cicatriciel indiquant des lésions guéries. L'affection ne s'étend que très lentement, mais c'est tout ; j'ai vu des lapins rester gras et conserver les apparences de la santé pendant quinze mois. La pleurésie fibrineuse avec adhérences était très étendue, mais les lésions granuliques étaient restées presque stationnaires. Si le gaïacol avait sur elles une influence spécifique réelle, on aurait dû, au bout de ce temps, les trouver cicatrisées chez des bêtes régulièrement injectées chaque jour. Je dois dire aussi que la teneur de l'huile en gaïacol, 10 ou 20 0/0, n'a pas d'influence ; on n'observe pas de différence dans les effets.

L'augmentation de poids Les lapins engraissent d'une façon presque continue tant qu'ils sont traités, mais si on s'arrête pendant quelque temps, ils maigrissent. L'augmentation de poids est donc la règle, mais je dois signaler une cause d'erreur dans son interprétation.

En effet, des lapins qui reçoivent chaque jour 4 à 5 centimètres cube d'huile augmentent forcément de poids, mais cela ne veut pas dire qu'ils engraissent parallèlement. J'ai constamment observé que l'huile reste en nature dans les tissus pendant un temps fort long et ne s'absorbe que lentement. Il y a donc lieu d'en tenir compte et de distinguer le poids réel du poids relatif. L'erreur est facile à éviter quand on connait le poids initial du traitement et la quantité d'huile injectée à un moment donné.

Poids relatif et poids réel Ainsi, par exemple, un lapin de 1,500 grammes a reçu au bout d'un mois 120 grammes d'huile, et son poids est de 1,700 grammes, il aura *engraissé* seulement de 80 grammes. D'autre part, s'il ne pesait que 1,550 grammes, il aurait effectivement maigri de 70 grammes. Je ne fais que donner ici des chiffres bruts, car il va sans dire que sur les 120 grammes d'huile, quelques grammes, mais bien moins qu'on ne le pourrait supposer, sont brûlés et transformés en énergie fonctionnelle, combustion d'ailleurs proportionnelle à l'intensité de cette énergie. Mais les lapins en expérience-dépensaient peu en cage, et sur 4 grammes reçus en 24 heures, il n'en était pas consommé plus d'un dans le même temps, les autres constituant la réserve artificielle.

La réserve artificielle Ceci fait donc modifier les chiffres cités plus haut, mais n'infirme point le principe énoncé. J'ai déjà insisté sur la valeur de cette réserve artificielle, sur la ressource qu'elle présente pour l'organisme et son influence sur le relèvement général, en maintenant la tension nutritive, si on peut s'exprimer ainsi, à un degré élevé en permanence.

Cette idée devait naturellement m'inciter à ne donner à quelques lapins que de l'huile stérilisée sans médicaments; l'augmentation du poids était presque la même et, bien plus, les lésions elles-mêmes s'étendaient infiniment moins rapidement que chez les témoins.

Effets de l'iodoforme et de l'aristol L'*iodoforme* et l'*aristol* donnent des résultats à peu près parallèles à ceux du gaïacol; les solutions étaient à 1 et 2 0/0. On pouvait croire qu'en leur adjoignant le gaïacol, leurs effets s'ajouteraient; il n'en est rien. L'augmentation du poids est la même qu'avec le gaïacol seul et les lésions restent ce qu'elles sont avec le gaïacol. En revanche, l'aristol a donné à un lapin de la néphrite parenchymateuse.

Effets du thymol; néphrite. Cet accident est d'ailleurs la règle avec la solution de *thymol* à 2 0/0 dans l'huile. C'est cependant et de beaucoup le médicament qui m'a paru être le plus actif. Avec lui, les lésions du troisième lapin étaient, au bout de sept mois, les mêmes exactement qu'au début du traitement, même elles étaient entourées d'une zone du parenchyme congestionné, qui indiquait peut-être une tendance à la réparation. Les gros reins blancs des trois lapins ainsi traités m'ont toujours empêché d'injecter ce médicament à mes malades; on a vu cependant que j'en avais obtenu de très beaux effets dans la tuberculose suppurée externe.

Effets du chlorure d'or. Le *chlorure d'or* est très douloureux et sans action sur la marche des lésions qui s'étendent presque aussi vite que chez les témoins. De plus, les lapins maigrissent.

Effets des hypochlo-rites. Mais c'est surtout avec les *hypochlorites de chaux et de soude* que l'état général s'altère. Outre que les injections sont très douloureuses et que les bêtes en souffrent longtemps, ce qui peut contribuer à leur affaiblissement, elles maigrissent beaucoup et présentent bientôt une sorte d'affection eczémateuse de la peau avec chute du poil, croûtes dans les oreilles, jetage et diarrhée. Dans ces conditions, la vie est plutôt abrégée, et cependant les lésions pulmonaires ne sont pas aussi étendues qu'on pourrait le supposer à voir l'état piteux des animaux.

C'est en somme là encore le gaïacol qui a donné les meilleurs résultats, par son action tonique et excitante. C'est avec lui que l'augmentation de poids est la plus rapide et se maintient le mieux, et s'il ne guérit pas les lésions en détruisant le bacille, il les empêche au moins de s'étendre et permet à l'organisme de s'équilibrer et de vivre sur le pied de paix avec son ennemi.

EFFETS DES INJECTIONS SUR LES TISSUS
ET L'ÉTAT GÉNÉRAL

Il était fort intéressant de savoir ce que produisent les piqûres et les injections dans la profondeur des tissus, et de voir comment le liquide injecté pouvait être absorbé.

J'ai donc sacrifié à cet effet un certain nombre de lapins injectés quotidiennement de 3 à 5 centimètres depuis 15 jours jusqu'à 3 mois et plus.

On n'a pas ici à tenir compte des déchirures produites par l'aiguille fine, qui sont insignifiantes et imperceptibles, même à travers la masse musculaire ; ni des piqûres de nerfs ou de vaisseaux sur lesquelles j'ai insisté précédemment et qui peuvent relativement être évitées. Tout au plus y a-t-il hémorrhagie profonde. Ce qui est plus important, c'est de voir l'effet mécanique traumatique produit par la poussée de l'injection dans la profondeur. D'abord je dois dire que tous les lapins furent piqués à la cuisse, dans la partie la plus charnue correspondant à la fesse, avec des aiguilles fines de 2 à 3 centimètres de longueur, et que les piqûres furent toujours faites normalement à la peau.

Pour éviter toute infection, la région était fréquemment rasée et avant chaque piqûre soigneusement lavée soit au sublimé, soit à l'hypochlorite de chaux en solution concentrée. Une goutte de collodion recouvrait la piqûre, de sorte que je n'ai pas eu d'abcès et que mes recherches s'en trouvèrent fort facilitées.

Il faut, pour apprécier l'effet des piqûres, tenir compte de la vitesse de l'injection, de la nature et de la quantité du liquide injecté, du point où pénètre ce liquide.

Injection d'eau salée
Ainsi une injection d'eau salée de 1 centimètre disparaît en moins d'une heure de l'intérieur d'un muscle, en moins d'une demi heure du tissu cellulaire intermusculaire, surtout si l'animal a remué sa patte. Il faut plus de temps pour une injection de 3 à 5 centimètres et tandis que la première ne laisse aucune trace, ces dernières laissent à leur place une sorte d'ecchymose profonde ; on voit que que le liquide tout en essayant de fuser a distendu et froissé les tissus. On peut d'ailleurs exagérer ces lésions en poussant très brusquement l'injection ; il y a alors des déchirures et quelques petites hémorrhagies.

Injection d'huile
Mais c'est avec l'huile surtout que la chose devient manifeste. Là, le liquide visqueux ne se résorbe pas facilement, et il faut, pour ne point provoquer d'accident, pousser très lentement l'injection. Celle-ci reste fort longtemps au contact des tissus et y forme tumeur.

Injection dans les muscles. Lente.
Si l'injection a été très lente, les fibres musculaires cèdent par élasticité et s'écartent, laissant dans le muscle une sorte de kyste huileux sans

paroi. Il arrive alors au bout de quelques jours que le muscle revenu sur lui-même a fait glisser peu à peu l'huile dans le tissu cellulaire ambiant où on la trouve diffuse.

Brusque. Mais si l'injection a été faite brusque et abondante, il y a contusion des tissus : dans le muscle quelques fibres sont parfois brisées, il y a presque toujours épanchement sanguin parfois abondant et formation consécutive d'une couche de tissu cellulaire embryonnaire qui semble résulter de l'irritation mécanique de la masse injectée et qui l'enkyste absolument. Dans ce cas on retrouve encore l'huile et le sang, qu'elle maintient liquide, dans leur kyste au bout de trois mois. L'absorption est extrêmement lente alors; la paroi du kyste s'épaissit par dépôts successifs de tissu inflammatoire et quand tout le liquide a disparu de la cavité, le tout forme au milieu du muscle une masse plus ou moins dure, de coupe grisâtre, avec ça et là quelques tractus rougeâtres rappelant absolument les vieux infarctus.

Injection dans le tissu cellulaire Dans le tissu cellulaire une abondante et brusque injection d'huile peut aussi provoquer les mêmes accidents, mais l'enkystement n'y dure jamais aussi longtemps.

Enkystement Il y a là comme dans le premier cas infiltration de granulations embryonnaires et néo-formation de tissu cellulaire autour de la masse liquide et enkystement, mais les vaisseaux qui maintiennent autour du kyste une circulation active en facilitent forcément l'élimination, car jamais les parois de ces kystes ne sont épaisses, lisses et tranchées à l'intérieur, de sorte que le contenu en imprègne les parois, ce qui en facilite l'évacuation.

Au contraire dans le muscle, le kyste est absolument délimité, sa paroi formée par tissu inflammatoire embryonnaire est souvent épaisse de plus d'un centimètre, et il entraîne dans les fibres musculaires qui l'entourent l'atrophie simple même visible macroscopiquement et la dégénérescence graisseuse. Ce sont les lésions de la myosite interstitielle. Dans la période ultime, quand tout contenu a disparu, la masse se transforme en un tissu cicatriciel fort dur.

Myosite interstitielle ; tissu cicatriciel

Ce phénomène, purement mécanique et général, se produit certainement chez l'homme et explique, pour peu que sa présence se multiplie sur plusieurs points, la dureté des fessiers et la peine énorme qu'on éprouve à y faire pénétrer l'injection.

Induration des fessiers chez l'homme

Il faut près d'un an pour que les indurations et la fermeté musculaire qui résultent de ces formations inflammatoires et cicatricielles disparaissent chez l'homme. Cependant un phénomène m'a frappé, c'est qu'elles sont très rares chez les enfants, probablement parce que chez eux l'absorption se fait plus vite ou que leurs tissus sont plus élastiques et résistent mieux aux distensions mécaniques des injections.

ire chez l'enfant

En dehors de ces productions kystiques et inflammatoires aiguës (mais stériles), qui ne sont heureusement pas constantes, les injections lentement pénétrées, même quand elles sont abondantes, ne provoquent sur les tissus aucune action manifeste et elles se diffusent dans le tissu cellulaire intra et périmusculaire en attendant leur absorption.

L'absorption est très lente Nous avons vu que l'eau était très vite absorbée, il n'en est pas de même de l'huile. Il faut en effet au moins 3 semaines pour que 5 centimètres d'huile d'olive stérilisée disparaissent complètement du muscle et du tissu cellulaire où on les a injectés chez le lapin. Il est bien probable que chez l'homme l'absorption est un peu plus rapide, en tout cas tout permet de supposer qu'au bout de 8 jours il y a encore une certaine quantité d'huile sur place ; c'est ce qu'on sent bien à la palpation et ce qui fait que souvent, l'aiguille ayant pénétré dans une ancienne piqûre, on voit sourdre du sang et de l'huile par l'embout.

Il résulte de tout ceci que quand on injecte quotidiennement à un malade 5 ou 10 centimètres cubes d'huile, on accumule dans ses tissus une réserve alimentaire qu'il n'utilise que lentement et qui agit d'une façon continue sur sa nutrition générale. Elle contribue à maintenir l'organisme dans un état permanent d'éréthisme nutritif qui permet le relèvement général, bien plus que les médicaments plus ou moins antiseptiques qu'on adjoint à l'huile, d'abord en quantités toujours infimes, et qui sont ou irritants ou toxiques aux doses où il faudrait les employer efficacement.

ABSORPTION ET ÉLIMINATION DES MÉDICAMENTS

Ces médicaments, gaïacol, aristol, iodoforme, etc., ne restent pas d'ailleurs asssez longtemps dans l'organisme, en général, pour y porter une action continue. A moins que l'injection ne soit faite dans un tissu cicatriciel très peu perméable, l'injection de gaïacol à 20 0/0 a perdu absolument son odeur, chez le lapin, du soir au matin, et pourtant la quantité d'huile est restée la même, l'absorption étant nulle à peu près dans cet espace de quelques heures. Le gaïacol s'élimine donc rapiment, soit par l'urine, soit par l'expiration et il faut avouer qu'il a ainsi bien peu le temps d'agir.

D'ailleurs les malades qui le sentent à la gorge très nettement, savent le temps qu'il leur faut pour en être débarrassés, l'odeur leur reste environ une heure à la bouche. Chez d'autres, il survient quelques mictions après la piqûre, et leur urine sent nettement le gaïacol, qu'on y décèle à la teinte mauve qu'il prend avec l'acide sulfurique. La plus grande partie s'élimine donc ainsi. Il arrive parfois que l'élimination du gaïacol se fait par l'intestin. J'ai vu des malades pris de diarrhée après chaque injection trop copieuse. J'ai déjà dit que le myrtol et l'eucalyptol s'éliminent par la peau autant que par le poumon, et que la sueur exhale leur odeur.

Que doivent alors donner d'efficacité les quelques milligrammes qui restent sur les lésions mêmes, qui sont le plus souvent impénétrables à la circulation, et par conséquent au médicament ? Ce n'est pas probablement sur la lésion qu'agissent ce gaïacol ou les autres médicaments qui s'éliminent de même, mais sur l'état général par une action tonique, l'huile aidant l'organisme à reprendre parallèlement des forces.

Ces injections facilitent donc surtout le réveil de la tonicité organique et l'équilibration des fonctions de nutrition ; c'est par là qu'elles empêchent l'extension des lésions.

Chez certains malades, quand l'injection a été faite en tissu dur, l'élimination du gaïacol a lieu de 6 à 12 heures après l'injection.

ABSORPTION DE L'HUILE

Mais un fait très remarquable et facile à saisir chez le lapin, c'est que l'huile qui reste longtemps sur place est absorbée par les lymphatiques. Cette absorption est presque imperceptible chez le lapin qui n'a reçu qu'une quinzaine de piqûres, de chaque côté, mais quand il commence à être saturé d'huile, le tissu cellulaire des cuisses a ses cellules, j'entends ses mailles, remplies d'huile décolorée. C'est là que les lymphatiques la puise pour l'entrainer dans le tissu cellulaire du bassin où on la voit encore, chez les lapins piqués depuis plusieurs mois, former de grosses ampoules, et où on la suit de ces sortes de citernes dans les gros troncs lymphatiques des lombes, courant sur les psoas et autour des gros vaisseaux sous forme de gouttes brillantes, de plus en plus petites, suivant qu'on s'élève, pour les retrouver encore très fines mais bien visibles à l'œil nu sur les enveloppes des reins et des capsules surrénales. A partir de ce point elles disparaissent très déluées dans la citerne de Pecquet, pour arriver microscopiques dans le canal thoracique et de là dans la circulation.

Nous venons d'assister ainsi à l'absorption normale et régulière de nos injections, à la pénétration physiologique de l'huile dans la circulation, où nous savons qu'elle provoque des embolies et des accidents si elle arrive trop brusquement, sans avoir été pour ainsi dire émulsionnée à travers les vaisseaux et les ganglions lympathiques.

CONCLUSIONS

Ce que je viens d'écrire n'est pas un traité de la tuberculose et de son traitement; ce sont les simples notes commentées de ma pratique personnelle chez l'homme et de mes expériences sur les animaux.

J'ai cru intéressant de signaler certains faits peu connus et insuffisamment répandus dans ce mode de traitement, utile d'entreprendre quelques expériences qui en éclairent la physiologie, profitable d'attirer l'attention des praticiens sur certaines médications nouvelles ou insuffisamment usitées, capables de leur rendre service, et j'ai mis de l'ordre dans mes notes, sans autre prétention.

Ceci est une justification; mon excuse est de l'avoir fait de bonne foi, cherchant à faire bien connaître un procédé qui constitue réellement le traitement de choix de la tuberculose, quand on sait s'en servir.

Le but de tout traitement de la tuberculose doit être, et sera toujours, de réveiller la vitalité organique par rétablissement de la nutrition; de stimuler les énergies morales et physiques du malade par des influences de milieu et d'exercice; de provoquer une plus grande activité respiratoire de la peau et des poumons par exposition au grand air et à la lumière ; d'employer en un mot tous les moyens qui pourront aider l'organisme à vaincre son ennemi ou au moins à s'équilibrer pour vivre sur le pied de paix avec lui.

Telle est la ligne de conduite que se trace actuellement tout médecin soucieux de l'intérêt de ses malades. Par conséquent, tout ce qui pourra hâter les réparations de la constitution des tuberculeux doit être tenté. Mais comme l'estomac, suivant l'expression classique, est « la place forte du tuberculeux », il faut le ménager et le laisser tout à sa fonction. Cependant, il est parfois un peu lent, il subit lui-même le contre-coup du mauvais état général et menace souvent de compromettre toute la colonie organique par son apathie. Il serait donc dangereux d'essayer d'agir d'emblée sur un organe dont le mauvais fonctionnement n'est que le reflet de l'état précaire de la collectivité qui réagit sur lui. Les efforts doivent alors tendre à porter sur cet état général et chercher à le modifier par tous les moyens. Or il n'y a que les injections hypodermiques qui puissent donner ce résultat, et il est constant et naturel que, quand on l'a obtenu, l'estomac reprenne de lui-même son fonctionnement normal.

Toutes les injections excitent, stimulent un moment la nutrition, mais toutes n'ont pas la même portée. Il faut, chez le tuberculeux, non seulement stimuler la nutrition, mais surtout lui donner prise sérieuse en fournissant un élément assimilable à son activité. Voilà pourquoi ni les sérums, ni les véhicules minéraux ne donneront d'aussi bons résultats que les injections d'huile d'olives, facilement absorbable ; mais il les faut quotidiennes et abondantes.

Elles alimentent le malade en même temps qu'elles peuvent introduire dans son organisme des agents plus ou moins aromatiques et comme tels eupnéiques ou toniques, et capables de faire sortir les plastides de leur apathie.

Les observations sur l'homme, les expériences sur les animaux m'ont prouvé que l'*huile pure* a une action alimentaire intense ; que, même dans les cas les plus désespérés, quand l'estomac a cessé tout travail profitable, elle peut encore, en s'accumulant dans les tissus, fournir une réserve où puise, pendant un temps, la lampe organique pour jeter encore quelques lueurs de vie ; qu'en somme elle prolonge toujours le malade. Ceci s'explique par la vitalité propre, l'indépendance relative des éléments cellulaires, qui leur permettent d'assimiler l'aliment providentiel arrivant par des voies détournées.

Cette alimentation artificielle sous-cutanée permet de reculer le moment où le malade prendra le lit ; le soutient manifestement en éréthisme nutritif fort longtemps ; abrège ainsi la période terminale d'une manière manifeste, en laissant croire à des forces purement fictives, et m'a paru modifier même la forme de terminaison, qui a moins d'agonie, et mène le malade, encore tranquille, tant que son cœur peut fonctionner. Aussi la mort survient-elle assez brusquement. Il n'y a là aucune action de médicament sur le cœur, puisqu'à cette période, en général, le malade reçoit depuis plusieurs mois ou semaines seulement de l'huile ; le cœur faiblit, intoxiqué, et brusquement cesse son service.

Les mêmes expériences m'ont prouvé aussi qu'aucun médicament n'est spécifique de la tuber- lose et que, quels qu'ils soient, ils n'agissent que sur l'état général, chacun suivant ses propriétés particulières : le *gaïacol*, par exemple, comme tonique et stimulant de la nutrition, l'*iodoforme* et l'*aristol* comme antistrumeux et dépuratifs, l'*eucalyptol*, le *myrtol*, l'*apyrol* comme eupnéiques et sédatifs des fontes ou sécrétions bronchiques.

Le *gaïacol*, par son action tonique et stimulante de la nutrition, devient un adjuvant utile du trai- tement diététique et hygiénique de la tuberculose, à la condition d'être injecté à assez hautes doses, au moins 0,50 centigrammes à 1 gramme, avec 5 à 10 centimètres cubes d'huile au moins. Cette propriété tonique et stimulante du gaïacol, ana- leptique de l'huile, explique les bons résultats constatés dans l'anémie et la chlorose.

Il a d'ailleurs des contre-indications : état fébrile, à cause de la réaction, à moins qu'on n'ait la patience d'injecter sa solution à doses fractionnées, répétées cinq à six fois dans la journée, auquel cas les résultats sont excellents, je ne saurais trop le recommander, mais c'est malheureusement rare ; poussées congestives, hémoptysies, surtout pour le gaïacol synthétique, à cause de son action vasodilatatrice, congestive. Au bout d'un certain temps, le malade peut présenter des phénomènes de saturation, presque d'intoxication, et parfois une sorte d'habitude morbide, comparable à la morphinomanie.

L'*apyrol* (1), dont l'action générale est la même, a sur lui l'avantage de ne point provoquer de réaction et de permettre aux malades même très avancés de recevoir une forte dose d'huile médicamenteuse ; de plus il ne provoque pas de congestions. Enfin il s'élimine surtout par les voies respiratoires, en un temps fort long, jusqu'à vingt-quatre heures, tandis que très souvent le gaïacol est éliminé en une heure ou deux par le rein ou l'intestin, fait plus rare.

L'*iodoforme* et l'*aristol*, qu'on peut leur adjoindre, sont indiqués chez tous les tuberculeux

(1) J'avais omis de dire que j'ai connu l'apyrol par une brochure du Dr Salivas (*Un nouveau médicament, l'Apyrol*, broch. 24 p., imprimerie Léchenet, 1896) et quelques observations par lui publiées dans la *Médecine de l'Avenir*, juin 1896.

ganglionnaires surtout, et dans les formes torpides, strumeuses et non hémorrhagiques de tuberculose pulmonaire.

L'*eucalyptol*, et surtout le *myrtol*, peuvent être associés aux solutions précédentes à la dose de 10 grammes pour cent d'huile, et s'adressent surtout aux sécrétions abondantes, plus ou moins purulentes, catarrhales, pneumococciques, fétides et gangrèneuses des bronches, où ils donnent de très bons résultats. Ils s'éliminent par la surface pulmonaire et par la peau.

Ce sont les médicaments les plus importants et les plus utiles ; les autres sont, ou bien dangereux, ou bien très incidemment utilisables.

Le *naphtol camphré*, en solutions à 25 ou 50 pour cent, pourrait rendre des services chez quelques tuberculeux présentant trop de réaction au gaïacol, pour les reposer de ce médicament. Mais il s'accumule et peut provoquer au bout d'un certain temps des syncopes, puis la réaction se reproduit en quelques jours avec lui comme avec le gaïacol.

Le *menthol* provoque une grande réaction, même à 2 pour cent, en injections hypodermiques, et une malade l'a formellement accusé d'hémoptysies. Il est bon de le garder comme topique et de de le réserver aux injections intratrachéennes, où il provoque une moins violente réaction.

Le *thymol* paraît un très bon médicament pour

le pansement des tuberculoses externes en solutions huileuses à 5 pour cent, seul ou associé au gaïacol, mais il est prudent de le rejeter de la pratique hypodermique chez l'homme, car, même à 1 pour cent, il a constamment donné de la néphrite aux animaux.

Les *hypochlorites* de *chaux* et de *soude*, qui ont peut-être, comme le thymol, quelque action élective directe contre le bacille et ses lésions, débilitent les animaux.

Le *chlorure d'or* est douloureux et ne produit pas plus d'effet que les précédents aux petites doses où on est obligé de l'utiliser.

Je me permets d'attirer l'attention sur certains passages du chapitre IV, tels que le traitement de la pleurésie séreuse par la teinture de cantharides chez les sujets jeunes, à rein sain, et quelques médications accessoires de la tuberculose.

Il résulte aussi des faits rapportés dans ce travail qu'il n'est pas nécessaire de compliquer par des appareils, dont la complexité mécanique marche même contre le but qu'on se propose (la stérilisation facile) et dont le bénéfice est apprécié du fabricant seul, le manuel opératoire ; qu'une simple seringue de Pravaz, autant que possible de 5 à 10 centimètres cubes, à longues aiguilles d'acier, suffit, en prenant les précautions que j'ai indiquées, pour n'avoir jamais d'accidents, puisque sur les 15,000 piqûres qu'ont reçues ces malades (pas plus d'ailleurs que chez ceux qui ne figurent pas ici) je n'ai jamais vu un abcès ; que les injections sont moins douloureuses intramusculaires que sous cutanées ; que la gêne qu'elles provoquent les premiers jours est insignifiante et qu'elles n'ont jamais amené d'accident sérieux ; que les bons effets s'en font rapidement sentir et portent toujours sur le réveil de l'appétit, le relèvement des forces (extraordinairement rapides chez les enfants), toutes conditions désirables qui les recommandent aux phtisiothérapeutes ; et, enfin, qu'il n'existe jamais de contre-indications aux injections huileuses pures, quand le cœur, le rein, ou l'état général ne permettent plus l'usage des solutions médicamenteuses.

Les résultats obtenus des injections huileuses sont donc assez encourageants pour les préconiser vivement, en rappelant :

Qu'au premier degré, la guérison est à peu près assurée ;

Au second possible encore dans un tiers des cas, avec survie de la moitié des autres ;

Qu'au troisième elle est possible pour un sixième des malades environ, avec prolongation de quelques autres ;

Mais qu'au quatrième degré il n'y a rien à faire.

Dans de nombreuses autres affections de poitrine

on a vu, au contraire, quels excellents et constants résultats ces injections nous ont donnés.

Les faits et les chiffres relevés montrent qu'il est très important de faire le *diagnostic précoce de la tuberculose*, car les chances de guérison diminuent à peu près en progression géométrique d'une période à l'autre. On en peut conclure aussi que la tuberculose, se développant sur un organisme de souche tuberculeuse, ce qu'on appelle, par abus de langage, *tuberculose héréditaire*, est toujours très grave, que les enfants seuls, dans ces cas, peuvent guérir, et qu'elle marche alors toujours plus vite.

J'attire en outre l'attention sur ce point que les guérisons que j'ai obtenues concernent des malades qui sont restés dans leurs familles et ont même pu, dans certains cas, continuer leurs occupations journalières.

Il faut noter en outre que je n'ai pu prendre les observations et fonder ma statistique que sur des malades persévérants, c'est-à-dire raisonnables, et que si le nombre de guérisons est à peu près le même que dans les sanatoria, il aurait sûrement été plus grand en établissement fermé, avec une surveillance minutieuse, car nombre de réfractaires n'auraient point commis d'écarts. La méthode des injections pourrait donc donner plus de valeur au traitement de sanatorium.

Le traitement hypodermique offre donc plus de

garanties qu'aucun autre ; il laisse l'estomac du malade tout entier à sa fonction, réussit à remonter des malades désespérés, mais il exige un certain discernement dans son application. Bien qu'applicable à tous les cas, il ne donne de bons résultats que d'après la façon dont il est administré.

C'est précisément à cause des divergences de résultats publiés par les différents médecins qui se sont occupés de ce traitement, et de la suspicion dans laquelle certains le tiennent, que j'ai cherché à établir d'une manière précise, les grands avantages qu'on en peut tirer et la manière de s'en servir, tant au point de vue de l'opération en elle-même, que de la composition et des indications des différentes solutions recommandables. Cette connaissance des formules, dont il faut user suivant les cas, est nécessaire, et c'est pour avoir toujours injecté la même solution, dans tous les cas ou d'une façon intempestive, que bien des médecins furent découragés par des déboires.

Il était intéressant aussi de déterminer les effets des injections sur les tissus et la destinée ultérieure des agents et du véhicule introduits. Les observations faites sur les animaux me permettent d'énoncer les propositions suivantes :

Les piqûres provoquent sur les tissus des lésions traumatiques ; processus inflammatoire simple aseptique dans le tissu cellulaire, myosite intersticielle dans les masses musculaires, avec zônes de dégénérescence simple ou graisseuse localisées. Mais on n'observe tout cela que si l'injection a été poussée violemment ou a été trop abondante et a provoqué des ruptures.

Ordinairement l'huile, d'où le médicament disparaît en quelques heures, séjourne longtemps sur place, s'accumule et se faufile dans le tissu cellulaire de la fesse, et passant par les lymphatiques dans le bassin, gagne le canal thoracique en se divisant en gouttelettes de plus en plus fines, à travers les ganglions et les vaisseaux lymphathiques de toute la région sacrée et lombaire. C'est du moins ce qui se passe chez les lapins, et comme il ne s'agit là que d'un phénomène de physiologie générale, de nutrition simple, il est permis de supposer qu'il en est de même chez l'homme.

Quant au médicament, toujours assez volatil, il passe rapidement dans la circulation et en quelques heures est éliminé, soit par le rein (gaïacol), soit par la surface pulmonaire (gaïacol, apyrol surtout, camphre, iodoforme), ou par la peau (eucalyptol et myrtol).

RÉFLEXIONS

En résumé, on voit qu'ici l'Hygiène prime encore la Thérapeutique, qui vient simplement lui prêter un utile concours.

Déjà l'Hygiène permet d'éviter nombre de maladies infectieuses et elle est l'art de guérir certaines maladies constitutionnelles; elle embrasse la Médecine tout entière, elle est la Théorie de la Santé.

Mais il y a loin de la théorie à la pratique; et si en dehors des préceptes de régime qu'elle applique avec succès à la tuberculose, elle cherche à en supprimer les causes par des moyens prophylactiques, elle échoue cette fois devant la prodigieuse multiplicité des germes, qui, répandus partout, contaminent tout le monde et rendent illusoires les mesures prises pour éviter la contagion (1).

(1) Que d'activité, de bonnes volontés, d'argent dépensés en pure perte dans toutes ces ligues contre la tuberculose, dans tous ces projets d'hospitalisation, ces fondations d'établissements spéciaux! Et qu'en espère-t-on? Ils révèlent d'excellentes intentions, mais portent à côté du but. Quand on aura réussi à guérir quelques malades, à obtenir l'immunité prophylactique de quelques unités isolées, qu'aura-t-on fait contre les causes

Tuberculisés, nous le sommes tous, et pourtant le nombre des phtisiques est prodigieusement restreint proportionnellement à celui des infectés.

qui continueront à sévir et à fabriquer de nouveaux malades ?

La prophylaxie de la tuberculose n'est pas seulement une question d'hygiène, elle relève de l'économie politique et sociale, et exigerait, pour être efficace, le bouleversement complet des habitudes du travail industriel et commercial actuel, cause première, et des plus fécondes, de tuberculisation en masse. Toutes les grandes villes, tous les grands centres ouvriers et commerciaux peuvent être considérés comme des manufactures de tuberculeux.

Tout ce qu'on pourra tenter contre l'extension de la tuberculose, règlements sanitaires, fondations d'hopitaux spéciaux, que les idées modernes ne permettront jamais de transformer en *maladeries*, comme les antiques léproseries, toutes les ligues, toutes les institutions charitables, en dépit de leurs bonnes intentions, ne seront jamais que des palliatifs imaginaires, tant que les causes premières subsisteront.

Mais la question devient très délicate quand on en arrive aux mesures à prendre. Bien plus délicate et difficile encore que pour l'alcoolisme, est en effet, ici, la solution. C'est qu'insensiblement, avec la manie de tout règlementer qui tient actuellement les pouvoirs publics, on en arriverait rapidement à s'immiscer dans la vie privée des familles et à prendre des mesures vexatoires.

Ce ne sont pas des ordonnances de police, ni même des lois qui peuvent changer les habitudes d'une société. Les philosophes savent bien qu'on ne peut pas malaxer l'âme d'un peuple fait, imprimer à son esprit ou à sa vie organique une direction déterminée, d'un seul coup, par un décret. Ils ont la notion du temps, n'ignorant pas qu'il faut s'y prendre dès l'enfance, agir sur l'esprit des jeunes, quand il est encore malléable et conserve les empreintes, qu'il faut beaucoup de patience, savoir attendre, et qu'une ou plusieurs générations sont nécessaires pour obtenir l'épanouissement d'une idée.

Aussi bien ont-ils sagement agi ces médecins qui, pour combattre l'alcoolisme, veulent, dès l'école, inculquer aux enfants l'horreur du fléau et la notion précise des dangers sociaux qu'il entraîne. Qu'on en fasse autant pour la tuberculose,

Lisez l'intéressante statistique de Knopf (1) qui montre que plus de la moitié des gens qui meurent dans les hôpitaux ou sur la voie publique, d'autres

(1) *Knopf.* Loc. cit.

et qu'en entrant dans la vie les jeunes possèdent les notions de prophylaxie et d'hygiène nécessaires pour l'éviter et la combattre.

Les causes de tuberculisation sont inhérentes à la vie, aux sociétés et au travail, c'est un danger constant qu'il faut habituer les masses à envisager et à traverser bravement, en leur donnant le plus de chances possibles de n'y pas succomber; mais vouloir supprimer la tuberculose en y soustrayant ceux qui succombent, au fur et à mesure de leur contamination, c'est vouloir, comme le chien de la fable, boire la rivière pour la traverser. Qu'aura-t-on fait, en effet, quand on aura retiré de la circulation quelques milliers de malheureux?.On aura fait autant de places que viendront remplir de nouveaux venus qui s'infecteront des vestiges des premiers ou aux mêmes sources.

L'obstacle où se briseront tous les efforts, c'est qu'on ne pourra jamais supprimer le commerce et l'industrie; qu'on ne pourra jamais supprimer le travail.

Cent mille maisons ou usines fabriquent tous les jours des tuberculeux, qui constituent naturellement un danger pour le reste de la société. Mais qu'y faire? Créera-t-on jamais assez d'hospices pour suffire à la production incessante de ces victimes du travail ? Je ne dis rien des dépenses; si les résultats devaient être efficaces, on ne saurait trop les multiplier; mais on ne peut pas supprimer les causes. Les tuberculeux, dans les grands centres, sont en grande partie des victimes du travail ; c'est une vérité dure à constater, mais qui s'impose ; or on ne peut songer à supprimer ce travail qui est une fonction vitale des sociétés. C'est une loi dure, mais nécessaire, qu'il faut accepter avec toutes ses conséquences.

Prenons l'exemple des grands magasins où les employés, tous prédisposés par le manque d'air, de lumière et de repos, sont tous tuberculisés par contagion, et où 60 0/0 au moins évoluent. Quelles mesures prophylactiques peut-on leur appliquer ? Va-t-on leur faire démolir tous leurs immeubles pour que tous leurs employés se trouvent dans des conditions exigées par l'hygiène moderne? Va-t-on leur faire changer l'ordre de travail

affections que la tuberculose, sont d'anciens tuberculeux guéris sans jamais s'en être doutés, et vous
comprendrez ce mot du professeur Grancher (1), si

(1) *Grancher*. Loc. cit., p. 947.

intérieur? Est-il possible d'en supprimer les poussières?

Quand les employés tombent malades et meurent, on les remplace par de nouvelles recrues qui le font à leur tour.....

Des milliers de maisons sont dans ce cas ; pourrait-on les supprimer sous ce prétexte particulier ? Ce serait porter un bien autre coup à la classe laborieuse ! Mais bien plus, qui pourrait même faire comprendre aux milliers de visiteurs qui vont chaque jour soulever les poussières de ces établissements (où il n'y a même pas de crachoirs le plus souvent) qu'ils risquent de se contaminer dans ces atmosphères méphitiques ?

Où s'arrêterait-on si on voulait suivre logiquement les déductions des théories prophylactiques ?

On en arriverait rapidement à des mesures ridicules ou dra-coniennes : un édit préfectoral, par exemple, serait nécessaire pour empêcher les piétons de cracher sur la chaussée ; établir des crachoirs municipaux au coin des rues, avec amende à la moindre infraction ; supprimer le balayage du pavé, corrélative-ment, ou y entretenir une perpétuelle humidité pour éviter les poussières capables de contaminer les bronches des passants, etc., etc.

Le plus naturellement du monde, en vertu d'une loi scienti-fique parfaitement établie, on en arriverait logiquement, fata-lement, à empêcher les tuberculeux de se marier, ou bien même à les supprimer, eux et leurs enfants, comme dangereux pour la collectivité.

L'hospitalisation charitablement commencée ne serait-elle pas bientôt un acheminement vers l'internement forcé ?

Autant de conséquences parfaitement justes, mais heureuse-ment inacceptables.

Ne serait-il pas plus sage de consacrer tant d'efforts et de capitaux à faire pénétrer dans les classes laborieuses des notions d'hygiène individuelle et familiale ; à y répandre, à y développer les besoins de propreté et de saine alimentation, les idées de probité et de moralité, en y combattant en même temps l'alcoolisme, qui dévore les salaires au détriment de toute la famille, et dont la tuberculose est si souvent tributaire ;

frappant dans sa forme paradoxale « que la tuberculose est la plus curable des maladies chroniques ». Certes, si dans tous les pays, plus de la moitié des gens du peuple, particulièrement aptes

à leur faire bien comprendre que la tuberculose, si contagieuse qu'elle soit, peut s'enrayer et se guérir ; qu'on n'y succombe que si on lui prête flanc ; qu'il faut donc s'observer quand le travail surmène et qu'il est nécessaire, pour peu qu'il y ait danger de contamination dans les ateliers ou magasins, de lutter, dans les heures de repos, par une hygiène et un régime appropriés, contre tout ce qui a pu amoindrir la résistance organique.

Qu'on ne m'objecte pas qu'il y ait là des difficultés insurmontables ; il ne s'agit que d'inculquer ces idées-là de bonne heure aux jeunes gens ; et même sans mêler à tout cela les pouvoirs publics, il suffirait pour les classes actuelles, en attendant l'entraînement des jeunes générations, que tout chef d'atelier ou de grande exploitation donnât à tous ses ouvriers ou employés des instructions spéciales sur le genre de vie qu'ils doivent suivre et les fît afficher dans son établissement.

Certes, un grand nombre n'en tiendraient aucun compte, soit ; mais beaucoup d'autres, actuellement inconscientes victimes, et les femmes particulièrement, sauraient en profiter, car c'est bien le plus souvent par ignorance que les gens deviennent malades et contaminent les autres.

Tous les moyens proposés actuellement engloutiront en pure perte des sommes énormes et seront inutiles ou même nuisibles, car il y a danger aussi à laisser régner et s'imposer cette idée que les pouvoirs publics veilleront à tout, qu'on n'a qu'à se laisser vivre et que, si la maladie vient, on peut compter sur l'administration qui donnera toujours assistance gratuite. C'est la ruine du ressort moral, de l'initiative individuelle et de l'épargne !

Apprenons donc aux travailleurs que la tuberculose n'est pas inexorable comme on le croit, que le nombre des évoluants est infime proportionnellement à celui des infectés, qu'on résiste très bien au bacille quand on s'entretient en bon état, en attendant que les jeunes, prévenus des dangers qui les attendent dans la vie, sachent éviter et réduire à un minimun les tristes ravages de la phtisie.

pourtant à cultiver le bacille, y résistent, il est permis de supposer que dans les classes aisées la proportion est bien plus grande encore.

Le bacille est répandu sur tous, en tous, partout où il y a réunion d'hommes. Sa prodigieuse multiplicité assure sa perpétuation et est même une preuve de sa bénignité relative, puisque pour quelques-uns qui évoluent, des quantités sont annihilés. Comme un arbre qui, au gré des vents, répand des milliers de graines sur un immense espace, où quelques rares seulement auront la chance de trouver un terrain favorable à leur germination, le bacille sème sur tous les êtres vivants ses spores innombrables et quelques individus seulement, préparés à leur culture, peuvent en permettre l'évolution.

Ceci permet d'affirmer que le bacille de la tuberculose n'est pas un agent infectieux proprement dit. Tout dans ses allures rappelle les saprophytes; il détruit les matières vivantes, toutes les fois qu'elles manquent de résistance et se laissent entamer, soit par faiblesse congénitale, soit par surmenage ou dénutrition, comme les moisissures décomposent les substances organiques vieillies ou exposées à l'humidité et au manque d'air.

Ces allures placent donc la tuberculose en dehors du cadre des maladies infectieuses à évolution fixe, pour en faire une maladie de misère physiologique, ce qui la rapproche singulièrement, comme je le laissais entendre tout à l'heure, des maladies constitutionnelles (1).

Voilà pourquoi on ne lui trouve point de remède spécifique, pourquoi il est permis de douter des tentatives de vaccination et de sérothérapie contre elle, quand une fois elle a commencé à évoluer ; et comment le savoir avant ?. Voilà surtout ce qui justifie le traitement hygiénique et assure son triomphe.

Voilà pourquoi on doit uniquement chercher à réveiller la vitalité organique et toutes les énergies nutritives chez les tuberculeux, et comment, pour réaliser ces efforts, la thérapeutique des injections

(1) Je sais qu'on m'objectera que la granulie a bien les allures d'une maladie infectieuse ordinaire, mais outre qu'elle n'a rien des maladies épidémiques et que sa terminaison est une, il y a lieu de tenir compte des conditions biologiques du bacille, peut-être ici particulièrement rajeuni, et de la nature du terrain. C'est un envahissement plus rapide et plus général de l'organisme que dans la phtisie proprement dite, et où le tubercule n'a même pas le temps d'achever son évolution.

Les saprophytes proprement dits fabriquent, eux aussi, des produits solubles qui préparent le terrain et donnent des phénomènes généraux de réaction fébrile (témoins le *Muguet*, l'*Aspergillus*) ; la fièvre tuberculeuse s'explique ainsi. On pourrait même supposer que certains individus préparés sont plus fortement et spontanément envahis de colonies bacillaires, quand une intoxication préliminaire a annihilé les résistances de leurs plastides.

Il y a parmi les saprophytes des Bactéries aussi bien que des Mucédinées ; le *Proteus*, le *B. coli*, par exemple, peuvent, comme l'*Actinomyces* ou l'*Aspergillus*, devenir pathogènes, acquérir une virulence toute particulière, dans certaines circonstances ; c'est ce qui paraît se produire pour le *Bacillus tuberculosis*.

hypodermiques prête un utile appui à l'hygiène.

Voilà encore pourquoi, contrairement à ce qui se passe dans la plupart des maladies infectieuses, la guérison est toujours relative et n'assure pas l'immunité, le bacille restant toujours tapi au fond des tissus dans un état de vie latente, comme ces spores de saprophytes qu'on ne soupçonnait point là où en quelques heures elles couvrent une surface de leur végétation active, à la première occasion favorable.

Voilà pourquoi enfin le tuberculeux guéri doit continuellement s'observer, et périodiquement (1) revenir au régime et au traitement pendant le reste de sa vie.

Mais c'est immédiatement laisser entendre qu'il lui faudra des loisirs, ne se point fatiguer et que s'il est obligé de travailler, surtout dans les villes, il est à peu près condamné à rechuter et à mourir de son affection.

Conclusion attristante : il n'y aura donc jamais que les malades riches qui pourront se guérir de la tuberculose. Quelques exceptions en faveur de

(1) J'ai souvent constaté que des malades considérés comme guéris, étaient pris l'année suivante, à l'epoque correspondant au début de l'évolution tuberculeuse, d'une poussée nouvelle, quelquefois transitoire et facile à endiguer, quelquefois fatale et irrémédiable. Aussi ai-je toujours soin de recommander aux malades guéris, de refaire une cure de régime et de piqûres pendant un ou deux mois chaque année à l'époque où ils sont tombés malades.

certains ouvriers aisés ou employés intelligents n'infirment point cette proposition.

De ce que j'ose émettre ici une vérité que chacun pense, faudrait-il conclure que je prêche l'abstention de traitement et l'indifférence pour ces déshérités? Loin de là! même en reconnaissant l'inutilité de nos efforts pour des malades qui viennent toujours dans les hôpitaux trop tard pour un espoir de guérison, nous devons, au moins pour notre conscience, chercher à les prolonger et leur adoucir les souffrances des dernières semaines, par la suggestion d'un traitement même illusoire.

Pourrait-on espérer les faire se soigner à temps?

Quand on a vu de près les milieux populaires, où la tuberculose est, pendant des mois ou des années, traitée de rhume négligé, où le malade ne s'avoue souffrant et ne consulte qu'à la fin de la troisième période, à bout de force, trop tard pour être guéri ; quand on a vu le manque d'hygiène où vivent ces classes laborieuses ; quand on connaît la mauvaise volonté de ces malades à se laisser traiter aussitôt qu'ils se sentent mieux, leur entêtement à se considérer comme guéris quand ils ont repris un peu de forces, leur répugnance à rester dans les établissements hospitaliers où on ne peut cependant pas les interner ; quand on observe toutes ces conditions défavorables, on ne peut espérer voir jamais dans le peuple des guérisons durables, et par conséquent s'éteindre les foyers sociaux de contamination.

Qu'on cherche à développer chez le peuple, dès l'école et dans des conférences publiques, des notions d'hygiène ; qu'on lui apprenne et lui démontre que la tuberculose est une affection contagieuse, dont des précautions peuvent protéger ; que tout rhume qui se prolonge est suspect ; que la phtisie peut se guérir si elle est soigée à temps ; qu'il faut pour cela de l'air et du soleil (deux éléments éminemment suspects à la majorité des gens, hélas ! même cultivés), que les tuberculeux doivent s'astreindre à de minutieuses précautions pour ne point devenir un danger public ; qu'on essaie en un mot pour la tuberculose ce qu'on a tenté pour l'alcoolisme, je ne puis que souhaiter voir réussir les généreux humanitaires qui mûrissent ces beaux projets, mais je crains fort qu'ils ne prêchent dans le désert.

Aussi, tout en adoptant cette conclusion de Knopf, que le seul moyen d'enrayer sinon d'éteindre la tuberculose dans les milieux populaires, serait d'apprendre aux malades à ne pas rechuter et de les inciter à répandre dans leur milieu des notions d'hygiène et de prophylaxie, et en admettant que ce soit la seule solution possible de la question, je ne puis partager son optimisme sur l'utilité des sanatoria pour les pauvres, car il compte sans la routine, sans le mauvais vouloir, sans la vanité de ces malheureux qui n'admettront jamais qu'ils soient tuberculeux et comme tels ne s'astreindront jamais à prendre des précautions ; il compte sans la misère enfin, qui a bientôt réduit à néant les meilleures volontés, en paralysant les efforts et les soins !

Ces projets dénotent une louable sollicitude, mais ils resteront toujours une généreuse utopie, parce qu'on ne pourra dans ces sanatoria, si nombreux qu'ils soient, hospitaliser tous les tuberculeux, ni les y retenir pendant toute leur vie, et que le jour où ils sortiront, je ne dis pas améliorés, mais même guéris, ces malades retombant dans les mauvaises conditions d'hygiène premières qui les ont déjà rendus malades, seront bientôt repris de leur affection et développeront autour d'eux de nouveaux foyers, par ignorance ou, ce qui est malheureusement plus certain, par routine et négligence.

J'envisage la question froidement, connaissant bien les éléments intéressés, et tout en louant les efforts de ceux qui se dévouent à cette tâche philanthropique, quand je pense aux épurations immobilières, aux destructions et bouleversements urbains qu'exigerait l'aménagement hygiénique de tant de quartiers ouvriers, et à la somme de millions et d'énergie qu'il faudrait dépenser pour arriver à changer les conditions matérielles de tant de familles et leurs dispositions d'esprit, je me sens rempli d'admiration pour la foi des apôtres, mais je ne puis m'empêcher, devant leur rêve d'une Société sans phtisiques, de songer aux prêcheurs de l'extinction du paupérisme.....

FIN

TABLES DES MATIÈRES

TABLE MÉTHODIQUE

TABLE ALPHABÉTIQUE

TONNERRE. — IMPRIMERIE P. BAILLY

TONNERRE. — IMPRIMERIE P. BAILLY

www.ingramcontent.com/pod-product-compliance
Ingram Content Group UK Ltd.
Pitfield, Milton Keynes, MK11 3LW, UK
UKHW021218140726
13695UKWH00002B/609